残薬対策ハンドブック

実際に残薬を減らした 16のアプローチ

監修 **秋下 雅弘** 東京大学医学部附属病院老年病科
編著 **篠原 久仁子** フローラ薬局河和田店・薬学博士

じほう

執筆者一覧

監　修 ● 秋下 雅弘（東京大学医学部附属病院老年病科）

編　著 ● 篠原 久仁子（フローラ薬局）

執　筆 ● 亀井 美和子（日本大学薬学部）
　　　　 平井 利幸（ひたちなか総合病院薬務局）
　　　　 関　 利一（ひたちなか総合病院薬務局）
　　　　 川添 哲嗣（南国病院薬剤部）
　　　　 朝倉 俊成（新潟薬科大学薬学部）
　　　　 倉田 なおみ（昭和大学薬学部）
　　　　 熊木 良太（昭和大学薬学部）
　　　　 金井 秀樹（なのはな調剤薬局）

監修にあたって

● ● ●

　ポリファーマシーが医療界の大きな関心事となっています。相互作用などを介して薬物有害事象の増加に寄与する問題であり，新聞等の一般向けメディアでも取り上げられ，薬剤師などの医療関係者向けにも多くの書籍が出版されています。

　その一方で，ポリファーマシーに関連して，また認知機能低下や独居といった高齢者特有の状況とも絡んで残薬が問題になっています。残薬は，日本全体で年間数百億円とも数千億円ともいわれる金額に相当するようですが，個人ベースでも，医療費の無駄であることはもちろん，治療効果が不十分で，かつ薬物有害事象のリスクも高まるなど，良いことは一つもありません。

　では，どのようにしたら残薬解決が図れるのか？　そこに焦点を絞った数少ない書籍が本書です。残薬に気付き，その対応に迫られるのは保険薬局です。その薬局での対応を中心に，なるべく具体的に，わかりやすく提示するよう心がけました。第Ⅰ章では残薬解決の各ポイントについて解説し，第Ⅱ章では服薬状況確認シートを用いた残薬の解決事例を，パターン別に紹介しています。第Ⅰ章からは残薬解決の基礎的知識を，第Ⅱ章の症例からは実践法を学べるように，つまり研修会の座学とワークショップを数回分凝縮した構成となっているのが特長です。

　この本を手に取った方は，まず一度全体に目を通していただき，そして日常業務で気になる症例があった際には是非読み返してください。解決法あるいはそのヒントが見つかるはずです。明日からの保険薬局，特にかかりつけ薬局・薬剤師としての業務に必ず役に立つと信じています。

2017年9月

東京大学医学部附属病院老年病科
秋下　雅弘

編集のことば

　日本の医薬分業が70％まで進んだ一方，他科受診の患者がかかりつけ薬局・薬剤師を持たずに，バラバラの薬局で調剤を受けてしまうと，併用薬がチェックされずにポリファーマシーや残薬が生じやすいことが問題になっています．さらに，患者の高齢化とともに，認知症の発症や嚥下困難，日常生活能力（ADL）が低下し，要介護度が重度になるほど，在宅での服薬管理は困難となり，残薬は増える一方です．

　2015年に厚労省から発表された患者のための薬局ビジョンでは，医薬分業に対する薬局のあり方が見直され，地域包括ケアの地域のチーム医療の一員として，薬局の薬剤師が専門性を発揮して，患者の服用薬について一元的・継続的な薬学的管理を実施し，残薬やポリファーマシーの解消に取り組む「かかりつけ薬剤師・薬局」への再編が求められるようになりました．

　ただし，残薬分を処方日数から削減しても，残薬の原因が解決されないと残薬の問題は解決されません．私が薬局でその問題に直面して「なんとかしなければ」と，2013年から日本くすりと糖尿病学会で同じく薬局薬剤師の佐竹正子先生と地域の糖尿病専門クリニックの高橋秀夫先生，飯嶋秀郎先生，日本大学薬学部の亀井美和子先生達と残薬を解決するための共同研究を行ったことが，この本のきっかけです．私たちは，残薬を解消し，薬物療法を個別最適化することを目的として，糖尿病患者の個々の残薬要因に応じて薬局薬剤師が服薬支援を行った場合の介入効果について研究を行った結果，97.6％に残薬の改善がみられました．残薬の理由は様々ですが，個別の要因に応じた指導が成果をあげました．その際，薬剤師単独の服薬

指導だけでは解決せず，約1割は，医師ら医療機関や介護関係者との連携・協議によって，問題が解決されたのです。

　残薬解消の鍵を握るのは，服薬状況の把握と要因・問題解決を検討できる地域連携力であると考えられました。上記研究をもとに，この本にある残薬をアセスメントする服薬状況確認シートを用いて，患者個々に異なる原因と服薬指導，処方提案を薬局から医療機関側にフィードバックし，次回診察での処方見直しにつなげる残薬解消プロトコルは，茨城県のひたちなか地域で取り入れられ，成果をあげ，厚労省のURLにも地域包括ケアの好事例として取り上げられました。

　本書は，患者さん個々の残薬要因に応じた解決策を地域連携で解消できるよう願いを込めて，私が尊敬する東大の秋下雅弘先生に監修をお願いし，それぞれのスペシャリストの先生に，理由別に効果的な薬学的残薬アプローチ法を架空の事例ごとに解説していただきました。明日からの残薬解消のヒントになれば幸いです。

　最後に，この本ができるまでには，薬局での研究に取り組み始めた2012年から5年の月日がかかっています。この間，一緒にこの活動を支えてくれたフローラ薬局のスタッフの皆さん，お世話になった医療機関の皆様，介護関係者の皆様，研究をご指導くださいました亀井美和子先生，じほうの阿部さんをはじめ編集者の皆様，そして家族に心から感謝いたします。

2017年9月

フローラ薬局河和田店
篠原 久仁子

目　次

Ⅰ章　残薬解決のために薬局ができること

1　残薬・ポリファーマシーの現状 …………………………………………… 2
2　地域薬局における薬物療法レビューの拡がり …………………………… 8
3　薬局はここまでできる！　残薬98％削減の実際 ………………………… 14
4　残薬解消のための地域連携プロトコールの実践成果 …………………… 16
5　入院時の持参残薬から在宅へつなぐ残薬解消アプローチ …… 24

Ⅱ章　驚くほどアドヒアランスが上がる！　原因別 残薬解決メソッド

　　服薬状況確認シート ………………………………………………………… 32
1　服薬状況確認シートの使い方 ……………………………………………… 34
2　失敗しない残薬の減らし方

パターン ❶
飲み忘れ：服薬タイミングのずれ …………………………………………… 36

パターン ❷
外出先への持参忘れ …………………………………………………………… 42

パターン ❸
服薬したかどうかの記憶が曖昧 ……………………………………………… 46

パターン ❹　理解不足―インスリン注射を例に―（1）
機能低下：途中から注射手技が不十分に …………………………………… 50

パターン ❹ 理解不足―インスリン注射を例に―（2）
理解不足：適正使用に必要な事項の理解で患者が混乱 ……… 58

パターン ❹ 理解不足―インスリン注射を例に―（3）
機能低下：脳梗塞による麻痺で毎日の自己注射が不可能 …… 66

パターン ❻ ❼ ⓮
受診間隔のずれ，処方量の減薬，識別困難 ……………………… 70

パターン ❽ ❾
副作用の発生，服薬拒否 ……………………………………………… 76

パターン ❿ 剤形上飲みにくい（1）
錠剤のサイズが大きくて飲み込みづらい ………………………… 80

パターン ❿ 剤形上飲みにくい（2）
粉薬が歯に詰まって飲みづらい …………………………………… 84

パターン ❿ 剤型上飲みにくい（3）
経口投与から経管投与への変更 …………………………………… 88

パターン ❿ ⓰ 剤型上飲みにくい（4）
ジェネリックの検討により残薬が改善 …………………………… 92

パターン ⓫
味：苦味によるコンプライアンス不良 …………………………… 96

パターン ⓬
におい：服薬時の薬の嫌なにおいの訴え ………………………… 100

パターン ⓯
ADL 障害 ……………………………………………………………… 104

パターン ⓰
その他：経済的な理由で薬を節約 ………………………………… 112

I章

残薬解決のために薬局ができること

残薬・ポリファーマシーの現状

はじめに

　加齢とともに複数の慢性疾患が併存するようになると，ポリファーマシー（polypharmacy）になることが多く，それが残薬および薬物有害事象という2大薬物関連問題につながっています。また，高齢化が進んだ結果，独居高齢者や要介護高齢者が増加し，認知機能障害や介護力不足により服薬管理に支障を来すことが多くみられます。本稿ではポリファーマシーと残薬の現状について解説します。

ポリファーマシーの現状

　高齢者には，生活習慣病などの慢性疾患と老年症候群が重積しているという特徴があり，その結果，疾患に対する治療薬や症状を緩和する薬物の処方が増加します。図1に，大学病院5施設の老年科で行った外来

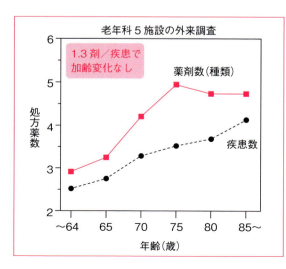

● 図1　加齢に伴う疾患数と処方薬剤数の変化
(Suzuki Y, Akishita M, Arai H, et al.: Multiple consultations and polypharmacy of patients attending geriatric outpatient units of university hospitals. Geriatr Gerontol Int, 6: 244-247, 2006 より改変)

患者の処方に関する調査結果（660例，平均76±9歳，男性37％）[1]を示します。年齢とともに併存疾患数（平均3.5疾患）が増加し，同様に処方薬剤数（平均4.4剤）も増加しています。一方，疾患当たりの処方薬剤数は平均1.3剤で，年齢による変化はみられませんでした。すなわち，高齢者の処方薬剤数は年齢ではなく併存疾患数に依存するという結果が得られました。同様の数字は全国的な調査でも示されています（図2）。

このように疾患1つに対し平均1ないしは2剤を処方されている実態はどのように生じるのでしょうか？　日本人の最たるcommon diseaseである高血圧を例に考えるとわかります。日本高血圧学会による高血圧治療ガイドラインでは，まず生活習慣の修正を行い，それでも血圧管理が不十分であれば4系統の降圧薬のいずれかを処方し，それでも降圧不十分であれば2剤さらに3剤と併用することが推奨されています。実際には，高齢者の生活習慣是正は容易でないため，降圧薬を1剤さらには2剤と処方するに至ります。

決して高血圧のガイドラインが特殊なのではありません。同ガイドラインでは併用に至るステップが簡明に表現されているだけであり，他の

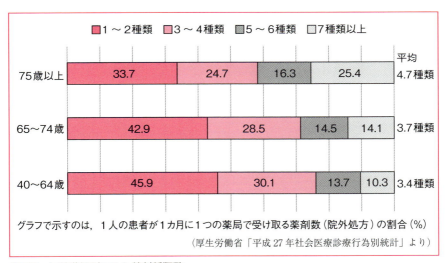

● 図2　年齢階級別にみた薬剤種類数

疾患ガイドラインでも手順は同様です。つまり，疾患当たり1～2剤は薬物療法のマニュアルやガイドラインに従った結果であり，標準治療の表れともいえるのです。

残薬の現状

ポリファーマシーかどうかにかかわらず，残薬，つまり飲み残しは時に大量に存在し，マスコミでも大きな問題として報道されています。さまざまな集計がなされていますが，残薬で無駄になる薬剤費は年間100～8,700億円と推計されています[2]。患者1人当たりでも平均1～10万円超と，調査によってかなり幅があるようです。

残薬が生じる要因としては，やはりポリファーマシーがまず挙げられます。特に，複数医療機関による同系統の薬剤の重複処方（胃薬など）や，感冒に対する抗菌薬のように「取りあえずもらっておいた」処方は，服薬に対する意識も低くなりがちです。また，複雑な服用方法や，認知機能低下や難聴・視力障害による服薬管理能力の低下，嚥下困難，服薬管理・支援する介護力の不足などは残薬につながるので，それぞれに対策が求められます。

残薬・ポリファーマシー対策の重要性

ポリファーマシーにより生じる問題点は何でしょうか？ まず明らかなのは薬剤費の増大であり，これは医療経済的にも患者にとっても重要です。同時に，服用する／させる手間やQOL低下も無視できません。また，薬物相互作用および処方・調剤の誤りや飲み忘れ・飲み間違いの発生率上昇に伴う薬物有害事象の増加が大きな問題です。薬物有害事象は薬剤数にほぼ比例して増加しますが，急性期病院の入院データベース解析によると6種類以上が特に薬物有害事象の発生増加に（図3A），診療所の通院患者では5種類以上が転倒の発生増加に関連するため（図3B），5ないし6種類以上をポリファーマシーの目安とするのが妥当でしょう[3]。

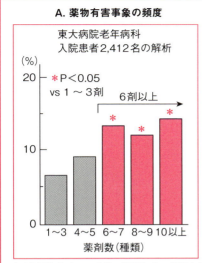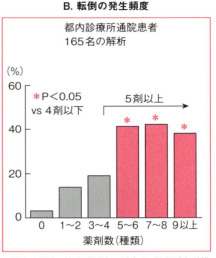

● 図3　薬剤数と薬物有害事象および転倒発生

〔医療保険財政への残薬の影響とその解消方策に関する研究（中間報告），平成27年度厚生労働科学特別研究（研究代表者 益山光一）より〕

　診療報酬では，入院・外来における減薬の評価（薬剤総合評価調整加算と薬剤総合評価調整管理料）とかかりつけ医・かかりつけ薬局の評価で，6種類以上をポリファーマシーとしています。ただ，最近では「複数の薬剤を併用することに伴う諸問題」をポリファーマシーとする考え方にシフトしてきています。つまり，3種類でも問題があればポリファーマシーであり，10種類でも問題がなければ該当しない。要するに数は目安であり，本質的にはその中身が重要ということです。ちなみに，海外では5種類以上をポリファーマシーとするのが一般的です。

　残薬には，医療経済的に大きな無駄を生むだけでなく，期待される薬効が発揮されていないという問題もあります。いくら良い薬を処方しても，正しく服用されなければ十分な薬効は期待できません。また，処方している医師と調剤している薬剤師が残薬に気付かないことも医学的管理上は大きな問題です。

減薬の基本的な考え方

　ポリファーマシー対策には，ポリファーマシーを回避する処方態度を心がけることが大切です．具体的には，以下のような点を検討します．
・若年成人や前期高齢者で示された予防医学的エビデンスを目の前の後期高齢者や要介護高齢者に当てはめることは妥当か？
・ほかに良い薬がないという理由で，症状の改善がみられないのに漫然と投薬を継続していないか？
・患者の訴えに耳を傾けずに，それほど効くとも思われない薬を処方することで対処していないか？
・食事や運動，睡眠などの生活習慣で見直す点はないか？

　基本的な考え方を表に示します．特に考慮すべきは，薬剤の優先順位です．例えば10種類の薬剤を服用している場合は，理論的には1番から10番まで優先順位があるはずです．

　処方薬の優先順位は個々に考えるのが基本ですが，一般的に高齢者にとって優先順位が低いとされる薬物もあります．①高齢者で有害事象が起こりやすい薬物や，②期待される効果を有害事象のリスクが上回る薬物がそれにあたります．それらは，海外ではpotentially inappropriate medications（PIM）と呼ばれ，高齢者に対して慎重な投与を要する，あるいは投与を控えるべき薬剤とされます．そのリストが米国や欧州で作られており，日本老年医学会も「特に慎重な投与を要する薬物のリスト」[3]を発表しています．

●表　ポリファーマシーを避けるために

■ 予防薬のエビデンスは妥当か？
■ 対症療法は有効か？
■ 薬物療法以外の手段は？
■ 優先順位は？
　　→ 個々の病態と生活機能，生活環境，意思・嗜好などを考慮して判断

同リストの対象は，高齢者でも特に薬物有害事象のハイリスク群である75歳以上の高齢者，および75歳未満でもフレイル*あるいは要介護状態の高齢者です。また慢性期，特に1カ月以上の長期投与を基本的な適用対象とします。リストの利用者は医師や薬剤師，さらに服薬管理の点で看護師が含まれます。薬剤師による処方提案を含めた薬学的管理にぜひとも活かしてほしいと思います。

＊：加齢に伴い，ストレスに対する脆弱性が亢進した要介護状態の前段階（frailty）

秋下 雅弘（東京大学医学部附属病院老年病科）

参考文献

1) Suzuki Y, Akishita M, Arai H, et al.: Multiple consultations and polypharmacy of patients attending geriatric outpatient units of university hospitals. Geriatr Gerontol Int, 6: 244-247, 2006
2) 医療保険財政への残薬の影響とその解消方策に関する研究（中間報告）．平成27年度厚生労働科学特別研究（研究代表者 益山光一）
3) 日本老年医学会，日本医療研究開発機構研究費・高齢者の薬物治療の安全性に関する研究研究班 編：高齢者の安全な薬物療法ガイドライン2015，メジカルビュー社，2015

2 地域薬局における薬物療法レビューの拡がり

薬局薬剤師の新たな役割

　通院や在宅での薬物療法を適正に行うためには，薬局薬剤師の関わりが重要であることはいうまでもありません。同じ薬剤が漫然と投与されている，薬剤の種類が増えていく，入退院を繰り返す，多科多院受診をしている，健康食品を多用するなど，気になる患者はたくさんいるのに，なかなか踏み込んで関わる機会がないと感じている薬剤師は少なくありません。

　かかりつけ薬剤師・薬局の業務の第一に「薬の一元管理」が挙げられています。重複投与や相互作用のチェックにとどまらず，「薬剤師が気になる患者と向き合い，患者の状態や暮らしから薬物療法を見直して問題解決のために他職種や他施設と連携すること」が大事ですが，これを当たり前のようにやっていくためには，新たな薬局サービスとしての仕組みを作ることも必要です。

薬剤師による薬物療法レビューの実際

　高齢者の増加による多剤併用や残薬の問題は，海外でも報告されています。米国では，高齢者の公的医療保険における外来薬剤給付に対し，MTM（Medication Therapy Management）プログラムを導入しました。MTMは，複数疾患を有する高齢者や多剤併用の高齢者を対象として，年に1回程度，薬物療法を総合的に見直すプログラムです。多くは薬局薬剤師によって提供されており，対象患者は対面や電話でカウンセリングを受けます。MTMを実施した患者の多くは，さほど大きな問題を抱えていないものの，なかには重大な問題発見につながるケースがあったことから，MTMの実施は保険財政にとって有用と受け取られて

● 表1　公的医療制度における薬物療法レビューサービスの例

国	導入年	サービスの名称	タイプ*
英　国	2005年	MUR: Medicine Use Review	2
	—	CMR: Clinical Medication Review	3
米　国	2006年	MTM: Medication Therapy Management program	3
オーストラリア	2001年	HMR: Home Medicine Review	3
	2007年	Meds Check program	2
ニュージーランド	2007年	MUR: Medicine Use Review	2
		MTA: Medicines Therapy Assessment	3
		CMM: Comprehensive Medicines Management	4

対象者，サービスの内容，報酬などは，各制度で異なる　　　　＊：表2のタイプ

います。

　また，英国でも公的制度のもとに薬局がMUR（Medicines Use Review）サービスを提供しています。MURサービスは，患者の薬の使用実態を薬剤師が把握し，使用状況や処方上の問題点を解消することが目的です。長期間の薬物療法を行う患者や喘息など特定の疾患をもつ患者に主に提供されます。

　このような薬剤師による薬物療法のレビュー（見直し，再評価）は，オーストラリア，オランダ，カナダ，スイス，ニュージーランドなどでも地域薬局のサービスとして提供されています（**表1**）。

薬物療法レビューの流れ

　薬物療法レビューのサービスでは，患者の薬剤の使用実態を踏まえて薬物療法を見直し，患者のQOL向上と医療費財源の効率化を図るように努めることが薬剤師に求められます。このサービスでの薬剤師の対応を大まかに整理すると，問題を抱えている可能性が高い患者をターゲットにして，
①処方された薬剤の実際の使用状況を把握し，

②使用や処方に問題点がある場合はそれを特定し，
③処方医への処方変更の提案や患者支援を行う
という流れになります。「薬剤の臨床効果と費用対効果の向上」という目的を明確にもつことが重要です。

　図は，英国の国民保健サービス（NHS）で提供されるMURの流れを表しています。サービスは面談，訪問，電話などで行われるため，通常の調剤で行われるサービスの数倍の時間を要します。また，店舗にはプライバシーが確保された面談室を置く必要があります。そのため比較的高い報酬が設定されていますが，それに見合うだけの成果を出すことが当然求められます。

　英国のMURは2005年から全国で提供されるようになりましたが，サービスによる効果が現れるかどうかを見極めるのは困難であることから，開始から6年後に，主な対象者をハイリスク薬（NSAIDs，抗凝固薬，抗血小板薬，利尿薬）が投与されている患者，退院後の患者，呼吸器疾患患者（喘息，COPD）に制限するようになりました。現在は95％の薬局で提供されていますが，形だけのサービスにならないように検討が現在も続けられています。

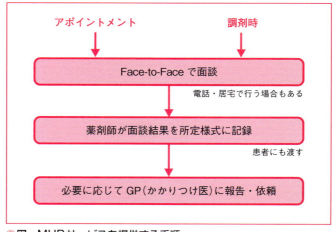

●図　MURサービスを提供する手順

薬物療法レビューのタイプ

　薬物療法レビューは，表2に示す4タイプに分けられます。タイプ1は処方せん監査です。英国のMURは，アドヒアランスの改善と残薬の減少を目的としており，タイプ2とされています。米国のMTMは，処方の最適化を目的としており，タイプ3とされています。

　アドヒアランス改善を目的とした場合（タイプ2）でも，ファーマシューティカルケアを追求すると，処方提案が必要となり，必然的にタイプ3を実施する割合が高くなることが報告されています。そして，タイプ3のレビューを行うことによって，タイプ2ではデータとして示すことが困難であった費用対効果のアウトカムを向上させることができるようになります。

　日本では，在宅医療において薬剤師が医師と連携して処方提案が行われるケース（タイプ3）が増えています。一方，在宅医療を受けていない高齢者らに対しては，残薬確認が行われるようにはなりましたが，薬物療法全体をレビューする機会はほとんどありません。かかりつけ薬剤師がタイプ3の関わりをもつことで，薬物療法の質が格段に向上することが期待できます。

残薬・ポリファーマシー対策としての薬物療法レビュー

　英国で2010年に公表された報告書（Causes and Costs of Waste

●表2　薬剤師が行う薬物療法のレビュー

タイプ1	調剤のプロセスで行われるいわゆる処方せん監査（いつもと異なる薬剤が処方されているなど）	処方のレビュー
タイプ2	患者の知識向上やアドヒアランス改善を目的としたレビュー	アドヒアランス支援のレビュー
タイプ3	患者の状態を評価し，処方の最適化を目的としたレビュー	臨床的側面からの薬剤レビュー
タイプ4	薬剤師に処方変更などの権限を付与したもの	

Medicines）によると，イングランドのプライマリ・ケアで給付された薬剤の1/25にあたる年間3億ポンドの薬剤が廃棄されていると推計されています。そのうち，個人宅の残薬は9,000万ポンド，薬局で回収した薬剤が1億1,000万ポンド，ケアホームで廃棄された薬剤が5,000万ポンドとされています。従来の調剤時の関わりだけでは，残薬につながる問題の解決が難しいことは明白であり，対象者を絞って薬物療法を総合的に評価するMURサービスの成果に期待が寄せられています。

　参考として，スコットランドのNHSが作成したポリファーマシー対策のガイドラインを表3に示します。ここでは，不適切なポリファーマシーを是正するための薬物療法レビューのステップが示されています。このガイドラインにおいて，薬物治療を全体的にレビューすることで恩恵を受ける可能性が高い患者は，「薬剤の数にかかわらず，50歳以上の介護施設居住者すべて」と「75歳以上の高齢者，ハイリスク薬を含む多剤併用者，再入院リスク（スコア化されている）が高い者」とされています。

機会を作ることからスタート

　日本は欧米と比べて医薬分業の歴史は短いですが，その分，薬歴に基づく処方せん監査と服薬指導が早期から拡大し，質の高い業務が展開されています。しかし，患者ごとに必要性を判断し，指導内容や対応を変えることはなかなか行えない環境にありました。

　必要性の高い人に対しては，処方せんごとの関わりではなく，調剤の一連の流れから切り離して薬物療法を見直す必要があり，薬局サービスが制度として導入されていなくても，そういった機会を作っていかなければなりません。まだ十分発揮できていない薬局薬剤師の潜在的な力によって，薬物療法の質は確実に改善します。それが医療資源の効率化につながり，薬局薬剤師は地域にとってなくてはならない存在になっていくのです。

亀井 美和子（日本大学薬学部）

● 表3 ポリファーマシー対策の薬物療法レビュー（スコットランド）

分類	ステップ	プロセス
目的	1．薬物治療の目的・目標を特定する	診断を確認し，治療の目標を特定する ・既存の健康問題の管理 ・将来的な健康問題の予防
必要性	2．不可欠な薬物治療の特定をする	不可欠な薬剤を特定する（専門家のアドバイスなしで中止することはない） ・置き換えが不可欠である薬剤（例：チロキシン） ・急激な症状の悪化を防止するための薬剤（例：パーキンソン病，心不全のための薬剤）
必要性	3．患者が不要な薬物療法を受けていないか？	薬剤の（継続の）必要性を特定し，確認する ・一時的な症状 ・維持用量が通常よりも多い ・薬剤は適応症に対する限られたベネフィットのために使用されているか ・レビューされた患者に対する限られたベネフィット〔医薬品の有効性と適応（NNT）の表を参照〕
効果	4．治療目的は達成されているか？	治療目的を達成するために薬剤の追加/強化する必要性を検討する ・症状コントロールを達成するため ・生化学的/臨床的な目標を達成するため ・疾患の進行/悪化を防止するため
安全性	5．患者は有害事象をこうむっている，もしくは有害事象のリスクはないか？	患者の安全性リスクを特定する ・薬物－疾患相互作用 ・薬物－薬物相互作用 ・ハイリスク薬のためのモニタリング法の堅牢さ ・薬物－薬物および薬物－疾患相互作用 ・偶発的な過剰投与リスク 薬剤による副作用を特定する ・具体的な症状/検査マーカー（例：低カリウム血症） ・累積薬物副作用 ・他の薬剤によって引き起こされる副作用に対処するために使用されている可能性のある薬剤
費用対効果	6．薬物治療の費用対効果は高いか？	不必要にコストのかかる薬物療法を特定する ・より費用対効果の高い代替案を検討する（有効性，安全性，利便性のバランス）
アドヒアランス/患者中心的	7．患者は意図された通りに薬物治療を受けるか？	ノンアドヒアランスによる患者のリスクを特定する ・薬剤は患者が服用できる形状か？ ・投与計画は患者の都合に合っているか？ ・患者は意図された通りに薬剤を服用することができるか？ ・慢性的な投与サービス（CMS）は患者の利益となるか？ ・治療変更は患者の担当薬剤師に知らされるか？ 薬物治療の変更は患者の意思に合っているか確認する ・治療目標と治療の優先順位を患者/介護者/福祉代理人と話し合う ・薬剤は継続もしくは中止を検討するのに十分な作用を有するか？　患者/介護者/福祉代理人とともに決定する

（NHS Scotland: Polypharmacy guidance March 2015 より）

3 薬局はここまでできる！残薬 98％削減の実際

なぜ残薬は繰り返す？

　近年，患者の高齢化などで薬の自己管理が困難になり，正しく服用されずに余る「残薬」が問題となっています。厚生労働省の調査によると，在宅医療を受ける患者に処方される薬剤のうち，約500億円分は残薬になっていると報告されています。

　特に糖尿病薬については，他の疾患に比べて残薬が多く，しかも残薬を活用して処方日数を調整しても，のちに再び調整が必要になる患者が約3割に上るという問題点も指摘されています[1]。すなわち，処方日数の調整を行うだけでは，原因が解消されていないと考えられるため，繰り返し調整が必要となる患者においては，残薬が生じる原因を個別に見いだし対応する必要があります。

残薬解消に必要な個別の原因に応じた服薬支援を

　筆者は，残薬の解消と薬物療法の個別最適化を目的に，32ページに掲載の「服薬状況確認シート」を残薬アセスメントのために作成・活用し，糖尿病患者で残薬（災害時の備蓄を除く，1週間分以上の余り）が生じる原因を調査しました。単なる残薬の有無の確認や日数調節にとどまらず，個々の残薬の原因に応じて3分程度の服薬支援を行いました。

　このような方法で調査した結果，なんと97.6％に残薬の改善がみられました[1]。薬剤師のインタビューなどで患者ごとの残薬の原因を明確化し，原因に応じた服薬支援を行うと，患者自身が飲み忘れ時の対処などを身に付け，アドヒアランスが向上し，残薬が解消していきます。

　しかし，約1割は薬剤師の服薬指導のみでは，残薬が解決していません。在宅での大量の残薬や服用していないことを医師に伝えていない

ケースなど，残薬の原因によっては，医療機関の医師らと患者情報を共有し，多職種で検討することが問題解決に有効なことが今回の調査でわかりました。

　服薬状況確認シートを活用した，薬剤師による残薬の理由確認と指導内容の報告書や提案をきっかけとして，医師との連携・信頼関係が築かれ，患者にとってより良い薬物療法のレビュー（見直し）につながった事例もあります。

　次章では，さっそく明日からできる残薬解消のコツを紹介します。

篠原 久仁子（フローラ薬局）

参考文献

1) 篠原久仁子，大澄朋香，笠原真奈美，栗原元気，佐竹正子，松浦靖彦，飯嶋秀郎，高橋秀夫，亀井美和子：糖尿病外来患者の残薬要因に応じた服薬指導の介入効果の検討．くすりと糖尿病，3（2）：163-170，2014

残薬解消のための地域連携プロトコールの実践成果

残薬調整プロトコール作成の経緯

　2014年9月よりひたちなか総合病院では，契約した保険薬局との間で，ひたちなか健康ITネットワークを開始しました。これにより，保険薬局では同意の得られた患者の処方歴や検査値をインターネットで閲覧できるようになりました。

　2010年，厚生労働省医政発0430第1号『医療スタッフの協働・連携によるチーム医療の推進について』[1]において，薬剤師を積極的に活用することが可能な業務として，「薬剤の種類，投与量，投与方法，投与期間等の変更や検査のオーダーについて，医師・薬剤師等により事前に作成・合意されたプロトコールに基づき，専門的知見の活用を通じて，医師等と協働して実施すること」と記載されました。これを受け2014年11月より，保険薬局の業務負担軽減やネットワークを活用した質の高い薬物治療管理の実施を目的に，地域薬剤師会に加盟している保険薬局とプロトコールに基づく薬物治療管理（protocol based pharmacotherapy management：PBPM）として，「院外処方せんを介した薬物治療管理のプロトコール」の運用を開始しました。

　そのプロトコール項目の一つとして，残薬調整について処方せんに「自己調節可」の指示がある場合や処方日数の10％の範囲であれば，薬局薬剤師の判断で処方日数の短縮を可能としました。しかし，残薬調整でのプロトコール使用率は開始3カ月間で平均5.0％と低かったので，残薬調整のプロトコールの内容を改定することにしました。本稿では，改定した残薬調整プロトコールについて紹介します。

残薬調整プロトコールの特長

1 処方せん様式変更に伴い改定

　2016年4月より，「院外処方せんを介した薬物治療管理のプロトコール」の残薬調整に関する項目を改定しました。2016年度の診療報酬改定で処方せん様式が変更となり，保険薬局が調剤時に残薬を確認した場合には，「保険医療機関へ疑義照会した上で調剤」もしくは「保険医療機関への情報提供」のいずれかをチェックするよう求められています[2]。それを受けて，当院では同年4月よりすべての院外処方せんに「保険医療機関への情報提供」にチェックを入れ，それとともに，プロトコールの契約を締結している保険薬局からの情報提供の方法を残薬調整プロトコールの一部に入れています。

　具体的には，プロトコールに従った情報提供では，病院への残薬報告専用用紙の「ひたちなか総合病院 残薬状況報告シート」（図1）を作

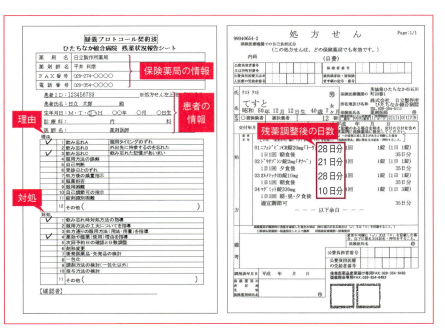

● 図1　ひたちなか総合病院　残薬状況報告シートの記入例

成・記入します。これにより残薬調整での従来の制限を解除することとし，すなわち「自己調節可」の指示がある場合や処方日数10％の範囲でなくても，調剤後に残薬調整報告をすることで残薬調整を可能としました。

2 ひたちなか総合病院 残薬状況報告シートの使用方法

「ひたちなか総合病院 残薬状況報告シート」は，32ページ掲載の「服薬状況確認シート」をもとに作成したものです。残薬状況報告シートは，薬局薬剤師が用紙の右半分に処方せんのコピーを貼付し，貼付した処方せんの薬剤名の隣に残薬調整後の日数（頓服の場合には回数）や個数を記載します。また，左半分には保険薬局の連絡先や，処方せんに記載されている患者情報を記入し，残薬の理由とそれへの対処を選択します。

確認者の欄には，報告内容を確認した病院薬剤師が記名押印をします。なお，処方せん1枚当たり複数の薬剤の残薬が調整された場合には，残薬の理由がどの薬剤のものかは問わず，複数の理由や対処がある場合には複数を選択します。

3 保険薬局から病院への残薬報告方法

「院外処方せんを介した薬物治療管理のプロトコール」では，薬局薬剤師の確認により残薬が判明した場合には，薬剤師が残薬数から判断して処方日数の調整を行い，薬剤を交付します。その後，「ひたちなか総合病院 残薬状況報告シート」を記入して，病院の薬局へFAXで報告を行い，病院薬剤師は報告された内容を確認して，受領の確認のためにFAXで返信します（図2）。

「ひたちなか総合病院 残薬状況報告シート」は，残薬介入で実績のある「服薬状況確認シート」を参考にしたことで，残薬の発生理由や発生した残薬への対処を選択しやすくなっています。

4. 残薬解消のための地域連携プロトコールの実践成果

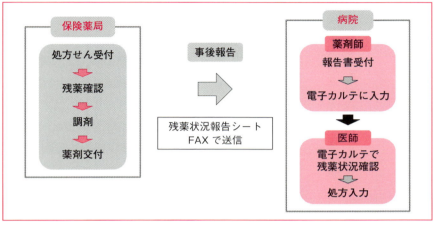

● 図2　残薬状況報告から処方入力までの流れ

4　病院内での医師への残薬報告方法

　「ひたちなか総合病院 残薬状況報告シート」の内容を登録するために，病院の電子カルテには，このシートと同形式のテンプレートを作成しました。病院薬剤師は薬局からの報告内容をテンプレートに記入し，電子カルテに登録します。電子カルテ画面（図3）は薬剤師と医師で共有されており，薬剤師によるテンプレート記入は診察後に行われるため，医師が次回診察時にカルテ画面を開くと，薬剤師が記入したテンプレートが表示されます。

　したがって，医師は残薬状況を書面ではなく電子カルテ画面で確認でき，電子カルテに登録された情報を検索することなく閲覧できるようになっています。さらに，医師はテンプレートの内容を確認しながら処方オーダーをすることも可能になっています。

残薬調整プロトコールによる成果

　2016年4～6月の残薬調整プロトコールによる成果を示します。2016年4月時点で，プロトコールに契約している保険薬局は76店舗でした。

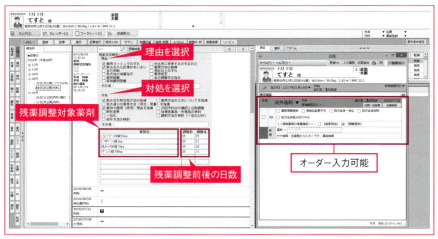

● 図3　医師が見られるカルテ画面

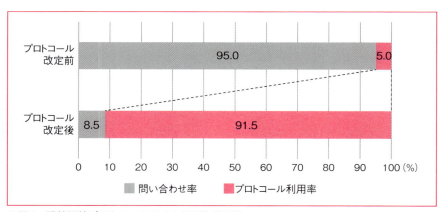

● 図4　残薬調整プロトコールの1カ月平均使用率

　残薬調整に関する当院への問い合わせ全体のプロトコール使用率は1カ月平均91.5％であり，改定前のプロトコールと比較して残薬調整のプロトコールの利用率が向上しました（図4）。また，薬局薬剤師の判断による残薬調整や残薬調整後の残薬状況報告が可能になったことにより，この利用率の向上は，薬局薬剤師の問い合わせ時間や患者の待ち時間軽減につながっていると考えられます。

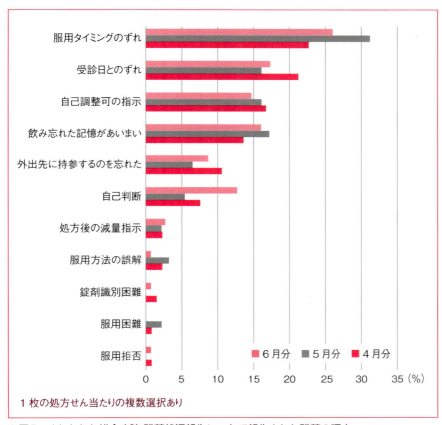

●図5　ひたちなか総合病院 残薬状況報告シートで報告された残薬の理由

　「ひたちなか総合病院 残薬状況報告シート」で報告された「残薬の理由」は主に「服用タイミングのずれ」，「受診日とのずれ」，「自己調節可の指示」，「飲み忘れた記憶があいまい」などでした（図5）。また，「残薬への対処」で最も多いものは「次回予約日の確認と日数調整」であり，その他では「飲み忘れ時対処方法の指導」や「処方通りの服用方法（用法・用量）を指導」が多くなっていました（図6）。「残薬の理由」と「残薬への対処」は，3カ月間いずれの時期でも報告割合は同様の傾向でした。

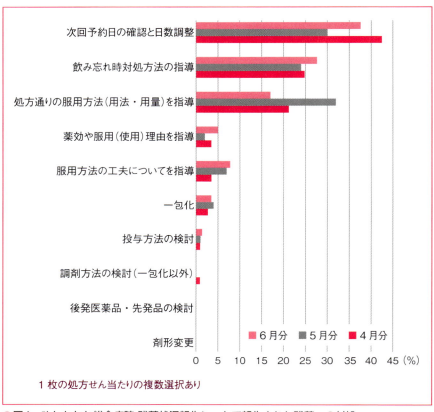

● 図6 ひたちなか総合病院 残薬状況報告シートで報告された残薬への対処

　プロトコールを利用した残薬調整で削減された薬剤費を薬価から算出しました。その結果，処方薬が後発医薬品へ変更など行われずに調剤されたとすると，1カ月平均で経口剤はおよそ62万5,000円，外用剤はおよそ4万8,700円，注射剤はおよそ7万7,700円，合計でおよそ75万円/月が削減されました。

　このように「ひたちなか総合病院　残薬状況報告シート」で残薬調整の報告をすることで，日数調整のみの残薬への対処だけでなく，薬局薬剤師により適切な指導や対応が行われるようになります。また，医師は

薬局薬剤師からの報告により残薬の理由や薬局薬剤師の対応を知ることで，残薬への対応から薬局薬剤師と医師との連携強化にもつなげることが可能になります。

平井 利幸，関 利一（ひたちなか総合病院 薬務局）

参考文献

1) 厚生労働省医政局：医療スタッフの協働・連携によるチーム医療の推進について．医政発0430第1号，平成22年4月30日
 （http://www.mhlw.go.jp/shingi/2010/05/dl/s0512-6h.pdf　2017年2月2日閲覧）
2) 社会保険研究所：診療報酬点数表 改正点の解説（医科・調剤）平成28年4月版，pp135-137，社会保険研究所，2016

入院時の持参残薬から在宅へつなぐ残薬解消アプローチ

病院薬剤師の行う入院時持参薬管理

　一般的に医療機関では患者の入院時に，外来で使用していた薬を持参していただきます。それを使用するかどうかは，病状やDPC（包括医療費支払い制度）の対象となるかで決定されるわけですが，本稿で取り上げる観点はそこではありません。持参薬の残数・残量が理屈と合致しているかどうかが最重要観点です。もし合致していれば，外来できちんと服薬できていたということになりますが，理屈よりも多い場合は，服薬できていなかったことが推測されます。

　重要なのはその後です。なぜ余っているのか，飲めなかったのか，飲まなかったのか，そして，その原因は何なのかを必ず明確にしておくことが大切です。つまり，入院時の持参薬管理は，患者が持参した薬品の数量および使用の管理とともに，残薬発生理由の明確化も含んでいるということです。

残薬発生の原因となる3領域の因子

　WHOによる健康の定義をご存じでしょうか？　健康には心理，身体，社会（環境）の3因子が必要です。実は，残薬の発生もこの3領域に起因しています。

1　心理因子

　心理的な要素は本人の服薬意欲に大きく影響します。例えば，薬物治療内容への理解不足，納得不足，副作用への恐れなどがあります。理解も納得もしていれば服薬状況は良くなることが多いのですが，どちらかが不足すると悪化することが予測されます。

投薬や服薬指導に際しては定期的に「理解されていますか？　納得されていますか？」という質問で確認するようにしましょう．また，問題が発見された場合は，その理由を明確にして，解決するための服薬指導を徹底しましょう．

2　身体因子

服薬への意欲があっても，身体機能低下により服薬困難に陥っているかもしれません．例えば，

- ・認知・認識能力が低下している
- ・必要な情報が見えない（印字，薬袋の文字，指示，薬情）
- ・一包化された薬包紙を切り離せない・開封できない
- ・薬をシートから取り出せない
- ・吸入薬の操作ができない
- ・薬を飲み込めない，飲めない剤形がある

など，さまざまな機能低下が考えられます．その原因として加齢や疾患が考えられます．

3　社会（環境）因子

服薬管理支援者が必要かは身体機能低下のアセスメントにより判断できます．入院中に"支援者が必要"と判断された場合は，誰が支援者になるのかを確認し，明確でない場合はMSW（社会福祉士）とともに退院後の支援者を見つける必要があります．

また，多剤投与や複数の服用時点，複数の医療機関からの投薬などで整理がつかない場合もあります．これは本人の問題ではなく，医療提供側で解決方法を模索するべき社会（環境）因子とも考えられます．

残薬につながる原因を入院時にチェック

南国病院では患者の入院時に，持参残薬の多少にかかわらず「入院患者服薬指導チェックシート」（図）を使用して，服薬状況が悪化する因子

入院患者服薬指導チェックシート

ver20161021_南国病院

フリガナ		入院日	
氏名		指導開始日	年 月 日
ID	性別 / 生年月日	歳	
病棟	主治医	担当薬剤師	
入院の目標、目的（どうなれば退院できるのか）	下記課題を踏まえた薬剤指導項目	入院予測期間（不明＝空欄）	

入院時（服薬指導開始時）の状態

禁忌、副作用歴	□無 □有：	併用薬 □無 □有：		飲酒 □無 □有	妊娠 □無 □有
食物アレルギー	□無 □有：	これまでの服用状況	□良 □悪 □不明	喫煙 □無 □有	授乳 □無 □有

＜要介護＞ 要支援1・2 要介護1・2・3・4・5　　＜寝たきり度＞ J1・J2・A1・A2・B1・B2・C1・C2
＜認知＞ Ⅰ・Ⅱa・Ⅱb・Ⅲa・Ⅲb・Ⅳ・M　　MMSE(点)　　HDS-R(点)　　＜褥瘡＞DESIGN：D3・D4・D5
身長 cm　体重 kg　腎：Cre： mg/dl、CCr： 、eGFR：　　肝：AST： ALT： γGTP：

課題チェック	評価（評価日： / ） 具体的内容記載	課題解決度（〇、△、×）中間評価 / 退院時評価
A)治療と薬剤使用の目的の理解・納得の向上	定期的実施項目	
B)各疾患の薬物治療に対する継続した薬効と副作用モニタリング	定期的実施項目	
C)認知、認識能力低下による服薬管理能力	〇：大丈夫、△：微妙、×：だめ	
D)薬物治療内容を理解できているか	〇：大丈夫、△：微妙、×：だめ	
E)薬物治療内容を納得しているか	〇：大丈夫、△：微妙、×：だめ	
F)副作用発現への恐れや不安による服用状況への影響	〇：大丈夫、△：微妙、×：だめ	
G)見えているか（印字、薬袋の文字、指示、薬情）	〇：大丈夫、△：微妙、×：だめ	
H)一包化された薬包紙を切り離し、開封は大丈夫か	〇：大丈夫、△：微妙、×：だめ	
J)PTPシートから押し出せるか	〇：大丈夫、△：微妙、×：だめ	
K)外用（吸入、貼付、軟膏など）の取り扱いは大丈夫か	〇：大丈夫、△：微妙、×：だめ	
L)飲み込めない。飲めない剤形はないか	〇：大丈夫、△：微妙、×：だめ	
M)多剤投与（6種類以上）*使用数が少なくても見直すこと	〇：6未満、×：6以上　△：頓用入れると6以上　入院時：内服： 外用： / ：内服： 外用： 退院時：内服： 外用：	
N)外来：複数医療機関を受診の有無	〇：無、△：微妙、×：有	
P)退院後、服薬管理の支援者は必要か	〇：不要、△：微妙、×：必要	
Q)		
R)		

退院後への申し送り事項

調剤・管理方法	□PTP　□一包化　カレンダー（□日めくり □週間 □月間） □簡易懸濁法（懸濁適合チェック）→□適　□不適有り	お薬手帳	□作成・記載済み □作成無し：理由
調剤時の注意点			
薬の管理者	□自分　□他：		

＜地域医療介護チーム＞	施設名	担当者	住所	電話	FAX
保険薬局					
かかりつけ薬剤師	□無 □有：	※上記課題：C、M、N、Pにチェックがひとつでもあれば保険薬局は一つに絞る事をおすすめする			
総合的主治医					
ケアマネジャー					
訪問看護St.					
その他					

● 図　入院患者服薬指導チェックシート

課題チェック	評価 (評価日：　/　)	具体的内容記載
A)治療と薬剤使用の目的の理解・納得の向上	定期的実施項目	
B)各疾患の薬物治療に対する継続した薬効と副作用モニタリング	定期的実施項目	
C)認知、認識能力低下による服薬管理能力	○：大丈夫、△：微妙、×：だめ	
D)薬物治療内容を理解できているか	○：大丈夫、△：微妙、×：だめ	
E)薬物治療内容を納得しているか	○：大丈夫、△：微妙、×：だめ	
F)副作用発現への恐れや不安による服用状況への影響	○：大丈夫、△：微妙、×：だめ	
G)見えているか（印字、薬袋の文字、指示、薬情）	○：大丈夫、△：微妙、×：だめ	
H)一包化された薬包紙を切り離し、開封は大丈夫か	○：大丈夫、△：微妙、×：だめ	
J)PTPシートから押し出せるか	○：大丈夫、△：微妙、×：だめ	
K)外用（吸入、貼付、軟膏など）の取り扱いは大丈夫か	○：大丈夫、△：微妙、×：だめ	
L)飲み込めない。飲めない剤形はないか	○：大丈夫、△：微妙、×：だめ	
M)多剤投与（6種類以上）*使用数が少なくても見直すこと	○：6未満、×：6以上 △：頓用入れると6以上	入院時：内服　　外用：
N)外来：複数医療機関を受診の有無	○：無、△：微妙、×：有	
P)退院後、服薬管理の支援者は必要か	○：不要、△：微妙、×：必要	
Q)		
R)		

の有無をチェックしています。

　実は同シートのチェック項目は，32ページの「服薬状況確認シート」の項目をもとに作成しました。各項目を入院初期にチェックすることで，服薬に影響する課題が浮き彫りになり，服薬指導の達成目標が明確になります。対応についても，やはり「服薬状況確認シート」の対応策を参考にして，課題別に行っていくことが重要です。そして，何が有効なのか見極めていくわけです。

　また，このシートの下部には，退院後に関わる医師，薬剤師，看護師，ケアマネジャーらの氏名や所属施設などを記入する欄も設けています。すなわち，入院中の情報を誰に連絡するのかも早期に明確にしてお

きます。課題や服薬支援の内容をきちんと外来と共有していくことは大変重要です。

残薬解消の実例

症例1

(1) 背景

78歳，男性，独居（近所に娘が居住）。アルツハイマー型認知症，高血圧，狭心症，統合失調症，腰痛症，脳梗塞後遺症。

外来通院中は循環器科，整形外科，精神科の3つの医療機関を受診。服用状況悪化により体調も悪化。不穏状態がひどくなり入院。入院中は3医療機関の薬剤をすべて入院先でまとめて調剤。

(2) 課題

退院後に再び複数の医療機関を受診し，複数の薬局にかかるつもりであることを確認。しかし，受診日の違う3医療機関の薬剤を間違いなく服薬することは，本人にとって難しいばかりか家族もその支援をしかねるとの声が早期に届き，「服薬支援」が最大の課題と判明。

(3) 対策

入院中に本人・家族と病院薬剤師が話し，院外処方を受ける保険薬局1カ所を選定することを勧め，了承された。また，通院困難でもあったので，退院を機にその薬局から訪問管理指導（居宅療養管理指導）を受けることをカンファレンスで提案し，ケアマネジャーも賛同。本人・家族が選んだ薬局には情報を提供するとともに訪問可能であることを確認し，退院までに服薬管理のフォロー体制整備完了。

アセスメントとアプローチのポイント

複数の医療機関を受診し複数の薬局で調剤されると，服薬管理は格段に難しくなります。できる限り1つの薬局での調剤，投薬に集約することが重要で，入院時はそれをコーディネートする絶好の期間です。病院

薬剤師はコーディネーターの一人となり，薬局の選定および情報提供を退院までに完了することを目指しましょう。

症例2

(1) 背景

90歳，女性。脳梗塞後遺症。脳血管＋アルツハイマーの混合型認知症。変形性膝関節症。長谷川式簡易知能評価スケール（HDS-R）14点。夫と実子に先立たれ独居。近所の甥が身の回りの世話を週1回程度手伝っていた。服薬は忘れることが多く，不穏と膝関節痛の悪化により独居生活維持が困難となり入院。

(2) 課題

認知機能低下による服薬管理困難。歩行困難を来している膝関節痛のコントロール。

(3) 対策

膝関節痛に対して当初，ロキソプロフェンが1日3回投与されていたが，高齢でもあり漫然と服用することは胃腸および腎機能障害を来す可能性があるため，アセトアミノフェン末への変更を提案。また，投与量設定では体重換算より必要量を推測。その結果，痛みは激減し歩行可能となった。投与回数を徐々に減量していき，1日1回の投与で十分な効果を確認。

その後，体調は心身ともに安定したので退院カンファレンスを家族（甥），ケアマネジャーらとともに実施。介護サービス計画により，昼ならば毎日の服薬支援ができそうであることを確認。抗認知症薬，鉄剤，抗血小板薬がそれぞれ異なる服薬時点で処方されていたため，昼のみの投与への集約を提案。医師も快諾し処方変更は入院中に完了。

退院後，服薬管理および支援は順調。体調の悪化もなし。

アセスメントとアプローチのポイント

　認知機能低下に伴う残薬発生は，非常に多くの症例でみられます。症例1のように1つの薬局に集約することは大前提で，もう一つの服薬支援重要ポイントは，介護サービスとの服用時点の連動です。

　要介護認定を受けた高齢者では，ケアマネジャーは入院中に退院の目処が立った時点で，退院後の介護サービスの計画を立て始めます。退院前のカンファレンスが開かれる場合は，その計画で良いかどうかをすり合わせます。サービスの目標や計画詳細は，介護サービス計画書の第1表，2表，3表に記載されていますので，ケアマネジャーに話して見せてもらうようにしましょう。入院中の場合は，院内の地域連携室などを通して申し込んでおくほうがよいと思います。

　この方の場合，月曜日～土曜日までデイサービスかヘルパーサービスのどちらかが入っており，その時間帯が昼にかかっていたので，服用時点をそこに合わせるのがベストだと考えられたわけです。また，日曜日は近所に住む甥がフォローしてくれることになりました。家族や親類のフォローが得られない場合は民生委員に相談し，近所の方に声かけをお願いして服薬支援ができないかも検討しましょう。

おわりに

　本稿では入院時の症例を取り上げましたが，外来や在宅でも考え方や行動は同じです。まずは「服用状況悪化原因の明確化」です。続いて「原因別対策」をしていきましょう。その際，本稿で紹介した「入院患者服薬指導チェックシート」や「服薬状況確認シート」を用いると抜かりなくできます。

　また，地域包括ケアに絡む薬剤師としては，医師，かかりつけ薬局（薬剤師），訪問看護師に加え，ケアマネジャーやヘルパー，家族らとも連携し，介護サービスと処方内容を連動させる処方提案をしていくことが重要な役割となっていることをしっかり自覚しましょう。

川添 哲嗣（南国病院薬剤部）

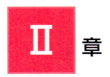

Ⅱ章

驚くほどアドヒアランスが上がる！
原因別 残薬解決メソッド

服薬状況確認シート

医療機関名

担当医師名　　　　　先生侍史　　　　　　　　　薬局

TEL：　　　　　　　　　　　　　　　住所
FAX：
　　　　　　　　　　　　　　　　　　TEL：
　　　　　　　　　　　　　　　　　　FAX：

　　　　　　　　　　　　　　　　　　管理薬剤師

　　　　　　　　　　　　　　　　　　担当薬剤師

ID	氏名	様	男・女	大正・昭和・平成　年　月　日生

以下の薬について残薬が多くみられたため、薬局で以下の服薬指導を行いましたので報告をさせていただきます。

日付	薬品名	残数

理由		
1	飲み忘れA	食直前、寝る前などのタイミングのずれ
2	飲み忘れB	外出先に持参忘れ
3	飲み忘れC	飲んだか忘れてしまうなど記憶があいまい
4	理解不足A	服用方法の誤解
5	理解不足B	薬の必要性
6	受診の間隔のずれ	処方日数と受診日の間隔のずれ
7	減量	

8	副作用の発生
9	服薬拒否　薬は毒、注射がいやなどの心理的な理由
10	剤形上飲みにくい　嚥下しにくい
11	味
12	臭い
13	調節して飲んで良い指示を受けている
14	識別困難
15	ADL障害　麻痺などがあって服用・注射困難
16	その他

対処

1	飲み忘れの対処方法指導と服用方法の工夫など
2	ピルケースや財布などの携帯の工夫
3	薬カレンダーや一包化など
4	服薬指導 (服用方法)
5	服薬指導 (薬効や併用の意味)
6	次回予約日の確認と日数調整
7	1日分処方？
8	中止か継続の確認
9	医療機関との連携協議
10	剤形・投与方法の検討 (簡易懸濁法など)
11	GE・先発品の検討
12	調剤方法の検討
13	疑問があれば指示内容の確認
14	ルーペや一包化など
15	補助具や一包化など
16	

#残薬の問題
S（患者の訴え）
O（併用薬剤、検査値など）
A（残薬の理由　アセスメント）（服薬上の問題点）
P（服薬指導内容、今後の服薬ケア計画など）

1 服薬状況確認シートの使い方

服薬状況確認シート

医療機関名　　　　　　　　　　　　　　　　　薬局
担当医師名　　　　　　　先生侍史　　　　　　住所
TEL：　　　　　　　　　　　　　　　　　　　TEL：
FAX：　　　　　　　　　　　　　　　　　　　FAX：
　　　　　　　　　　　　　　　　　　　　　　管理薬剤師
　　　　　　　　　　　　　　　　　　　　　　担当薬剤師

以下の薬について残薬が多くみられたため、薬局で以下の服薬指導を行いましたので報告させていただきます。

ID		氏名		様 男・女	大正・昭和・平成　年　月　日生

日付		薬品名	残数

} O

理由

	1	飲み忘れA	食直前、寝る前などのタイミングのずれ
	2	飲み忘れB	外出先に持参忘れ
	3	飲み忘れC	飲んだか忘れてしまうなど記憶があいまい
	4	理解不足A	服用方法の誤解
	5	理解不足B	薬の必要性
	6	受診の間隔のずれ	処方日数と受診日の間隔のずれ
	7	減量	
	8	副作用の発生	
	9	服薬拒否	薬は毒、注射がいやなどの心理的な理由
	10	剤形上飲みにくい	嚥下しにくい
	11	味	
	12	臭い	
	13	調節して飲んで良い指示を受けている	
	14	識別困難	
	15	ADL障害	麻痺などがあって服用・注射困難
	16	その他	

} S, A

対処

	1	飲み忘れの対処方法指導と服用方法の工夫など
	2	ピルケースや財布などの携帯の工夫
	3	薬カレンダーや一包化など
	4	服薬指導（服用方法）
	5	服薬指導（薬効や併用の意味）
	6	次回予約日の確認と日数調整
	7	1日分処方？
	8	中止か継続の確認
	9	医療機関との連携協議
	10	剤形・投与方法の検討（簡易懸濁法など）
	11	GE・先発品の検討
	12	調剤方法の検討
	13	疑問があれば指示内容の確認
	14	ルーペや一包化など
	15	補助具や一包化など
	16	

} P

#残薬の問題
　S（患者の訴え）
　O（併用薬剤、検査値など）
　A（残薬の理由　アセスメント）（服薬上の問題点）
　P（服薬指導内容、今後の服薬ケア計画など）

残薬の理由と指導を SOAP 形式での情報をもとに記入

　残薬が発生している場合，どの患者にも同じようにアプローチしても，問題は解決できません。薬が飲めない理由はそれぞれの患者で異なっており，それぞれの理由に応じた対応が求められます。残薬のプロブレムに対して，基本的にはSOAP形式で得られた情報をもとに記入します。薬品名の欄にはブラウンバッグなどで持参された残薬（O）や患者の訴え（S）などから得られた残薬の品名と数・量を記入します。

　理由の欄には，患者の訴えや薬剤師の判断（A）で該当する残薬の理由をチェックします。残薬の理由は概ね15通りに分けられ，それぞれで対策が異なります。アドヒアランスが低下している理由を的確にとらえることが，残薬を削減するための大きなポイントと言えるでしょう。患者の訴えに加え，併用薬剤や検査値など（O）を踏まえて薬学的視点からアセスメント（A）を行います。

　残薬が生じる理由がわかったら，本書のアプローチ法を参考にそれへの的確な対策（P）を立てます。服薬指導内容（EP）や今後の服薬ケア計画（OP）や処方提案も含め，下部にSOAP形式でまとめ，医師に情報提供します。

医療機関との連携に活用

　服薬状況確認シートは，医療機関名・担当医師名の記入欄が上部に設けられていることからわかるように，医療機関の医師への情報提供に活用します。残薬の理由によっては，薬剤師だけでは問題を解決できない場合があります。患者が服薬できずに残薬となった理由を理解したうえで，薬剤師がどのように服薬指導を行ったかが医師に伝わります。点としての処方せん調剤から，薬物療法レビューへと医療チームの連携のもとでより良い治療を進める目的でシートを活用してください。

2　失敗しない残薬の減らし方

パターン❶
飲み忘れ：服薬タイミングのずれ

日付		薬品名	残数
		アマリール錠　1mg	24錠

理由
✔	1	飲み忘れA	食直前、寝る前などのタイミングのずれ
	2	飲み忘れB	外出先に持参忘れ
	3	飲み忘れC	飲んだか忘れてしまうなど記憶があいまい
	4	理解不足A	服用方法の誤解
	5	理解不足B	薬の必要性
	6	受診の間隔のずれ	処方日数と受診日の間隔のずれ
	7	減量	
	8	副作用の発生	
	9	服薬拒否	薬は毒、注射がいやなどの心理的な理由
	10	剤形上飲みにくい	嚥下しにくい
	11	味	
	12	臭い	
	13		調節して飲んで良い指示を受けている
	14	識別困難	
	15	ADL障害	麻痺などがあって服用・注射困難
	16	その他	

対処
✔	1	飲み忘れの対処方法指導と服用方法の工夫など
	2	ピルケースや財布などの携帯の工夫
✔	3	薬カレンダーや一包化など
	4	服薬指導（服用方法）
	5	服薬指導（薬効や併用の意味）
	6	次回予約日の確認と日数調整
	7	1日分処方？
	8	中止か継続の確認
	9	医療機関との連携協議
	10	剤形・投与方法の検討（簡易懸濁法など）
	11	GE・先発品の検討
	12	調剤方法の検討
	13	疑問があれば指示内容の確認
	14	ルーペや一包化など
	15	補助具や一包化など
	16	

S 食前のアマリール®を飲み忘れてしまう。

O 残薬はアマリール®24錠。DPP-4阻害薬と併用。HbA1c6.8％，血糖（食後）202mg/dL。

A アドヒアランス不良。

［飲み忘れ理由］食前服用のタイミングがずれて服用できず，24錠余り。食前服用と記憶が曖昧。

EP 食前の糖尿病薬SU剤は，食後間もない時間の服用であれば効果がみられ，低血糖の心配もないため，服用するように指導。

ただし，食後に時間が経ってから空腹時に気づいた際は，服用しないように指導。

> 解決策
> - 医療機関に服薬状況を報告。
> - 薬の一包化で食直後の服用にまとめることと，在宅訪問薬剤管理指導を医師に提案。

OP 一包化後のアドヒアランスと残薬をチェックし，低血糖の有無とHbA1c値を確認。

症例

76歳，男性。25年前より健診で2型糖尿病を指摘され，大学病院に通院中だったが，3年前に脳梗塞で入院となり，右半身麻痺，歩行困難。

患者家族からの情報

- 妻（69歳）と同居だが，脊椎間狭窄症のため歩行困難で家族の介護力は低い。
- 通院時は，近隣に住む長男が送迎。
- 飲酒はびんビール1日1本。喫煙は現在なし。

糖尿病連携手帳より

- 合併症：網膜症（－），腎症（＋）〔SCr1.1，尿蛋白（＋）〕，神経障害（＋），脳血管障害（＋），足潰瘍・壊疽（－）。
- 体重65.0kg，身長165cm，血圧136/75，HbA1c7.2％→6.8％に低下

（NGSP値），血糖（食後1時間）202mg/dL，SCr1.1mg/dL

処方薬

アマリール®〔グリメピリド（SU剤）〕1mg 1回1錠　1日2回　朝夕食前
ジャヌビア®〔シタグリプチン（DPP-4阻害薬）〕50mg　1錠　1日1回朝食後
メトグルコ®錠250mg　1回2錠（1日6錠）　1日3回毎食後
※前回よりジャヌビア®が追加

アセスメントのポイント

　残薬の原因は，食前の服用タイミングのずれによる飲み忘れです。食後に服用忘れに気づいたため，残薬が生じてしまいました。

　筆者らの研究[1]でも，残薬の理由で一番多いのが「食直前・食前の服用タイミングのずれによる飲み忘れ」（31.7％）です。一方，残薬が生じた際に一番多く求められた指導は「飲み忘れ時の対処法」（48.8％）でした。

　薬局を訪れる患者は入院患者と違い，食事も薬も自己管理となります。服用のタイミングを逃して飲み忘れに気づいたとき，降圧薬は食事に関係なく服用しても問題ありませんが，血糖降下薬のSU剤は，食後空腹時に飲むと低血糖のリスクが生じます。個々の服用薬の薬理作用に基づき，飲み忘れたときの対処法を指導すると，患者は理解しやすく，残薬が改善します。

　本事例の場合はSU剤なので，食直後の血糖値が高い状態にあるときは効果的で，安全に服用することも可能ですが，空腹時はSU剤のインスリン分泌促進作用により低血糖を起こす可能性があるので，1回飛ばして次の服用まで待ちます。

アプローチ

①食後の薬と合わせた一包化を医師に提案
②残薬アセスメントシートによるフィードバックを通じ，在宅での服薬状況や残薬を確認したい意向を伝える
③低血糖の有無や，HbA1c・腎機能の値を確認するほか，フィジカルアセスメントを行うことで，薬の安全性や効果を確認

　高齢者は他科受診や併用薬が多く，社会生活や家庭生活を営みながら，複雑な服用時間を守って薬を飲むことは大変難しいと思います。実際に筆者らの研究では，記憶が曖昧な理由による薬の飲み忘れは高齢者で有意に多くみられました。

　また，約1割の患者では，単なる一包化調剤や服薬指導のみでは残薬問題を解決できず，患者情報を医療機関と共有して多職種で検討する必要がありました。そのようなケースのうち，在宅での服薬管理や残薬の状況を確認し，服薬状況を医師にフィードバックしたところ在宅訪問の依頼につながった例が1カ月間で4件ほどみられました。

　本事例も，①アマリール®1日2回食前，②メトグルコ®1日3回食後，③ジャヌビア®1日1回食後——と，服用方法が異なる3種類の薬を飲まなければいけません。食後なら服用を忘れないということですので，食前と食後の薬をまとめて一包化するのも服薬支援のひとつです。

　ただし，高齢者ではDPP-4阻害薬（ジャヌビア®）とSU剤の高用量（アマリールで®1日2mg超）の組み合わせによる重症低血糖に対し，注意喚起がなされています。1日量が2mg以下とはいえ正しく服用されれば，6.8％に低下したHbA1cがさらに低下し，低血糖を生じる恐れもありますので，服薬状況や残薬の確認，血糖値やHbA1cの経過観察が必要となります。

　さらにメトグルコは，男性でSCre1.3以上の中程度の腎機能低下では禁忌とされています。現在はSCre1.1と禁忌のレベルには至っていませんが，低下傾向にあるため，今後も服薬状況や残薬，糖尿病連携手帳に

記載される腎機能のチェックが重要です。必要に応じてフィジカルアセスメントも行います。

篠原 久仁子（フローラ薬局）

参考文献

1) 篠原久仁子, 他：糖尿病外来患者の残薬要因に応じた服薬指導の介入効果の検討. くすりと糖尿病, 3（2）：163-170, 2014

糖尿病の治療薬（のみぐすり編）

このお薬の名前は？
アマリール　グリメピリド OD

種類は？
スルホニル尿素剤

働きは？
膵臓を刺激してインスリン分泌を促進させるとともに、インスリンの働きをよくして血糖を下げます

飲み方は？
食前 30 分（食直前や食後の指示の場合もあります）

もし飲み忘れたら？
食後間もない時間（30 分くらいまで）なら服用してください。
時間がたった場合は 1 回分とばして次からきちんと服用しましょう。

副作用などの注意
低血糖に注意（食前の空腹時、食事時間が遅れたときなど）

フローラ薬局　河和田店

MEMO

パターン ❷
外出先への持参忘れ

日付			薬品名	残数
			セイブル錠	30錠

理由

	1	飲み忘れA	食直前、寝る前などのタイミングのずれ
✔	2	飲み忘れB	外出先に持参忘れ
	3	飲み忘れC	飲んだか忘れてしまうなど記憶があいまい
	4	理解不足A	服用方法の誤解
	5	理解不足B	薬の必要性
	6	受診の間隔のずれ	処方日数と受診日の間隔のずれ
	7	減量	
	8	副作用の発生	
	9	服薬拒否	薬は毒、注射がいやなどの心理的な理由
	10	剤形上飲みにくい	嚥下しにくい
	11	味	
	12	臭い	
	13	調節して飲んで良い指示を受けている	
	14	識別困難	
	15	ADL障害	麻痺などがあって服用・注射困難
	16	その他	

対処

✔	1	飲み忘れの対処方法指導と服用方法の工夫など
✔	2	ピルケースや財布などの携帯の工夫
	3	薬カレンダーや一包化など
	4	服薬指導（服用方法）
	5	服薬指導（薬効や併用の意味）
	6	次回予約日の確認と日数調整
	7	1日分処方？
	8	中止か継続の確認
	9	医療機関との連携協議
	10	剤形・投与方法の検討（簡易懸濁法など）
	11	GE・先発品の検討
	12	調剤方法の検討
	13	疑問があれば指示内容の確認
	14	ルーペや一包化など
	15	補助具や一包化など
	16	

S 仕事上，どうしてもランチは外食が多いので，昼に飲む薬を持って出るのを忘れて，残薬がたまってしまった。

O 昼の分，30錠。HbA1c 7.1％。

A アドヒアランス不良。
【理由】持参忘れのため。

EP 外出時に忘れやすいようなら，ポーチや，外出時に持参する財布などに少し入れておくことをアドバイス。さらに，残薬のすべてで処方日数を調整して残薬ゼロにするのではなく，予備の1週間分くらいは残して数回分を携帯しておくと，飲み忘れ対策にも災害対策にも役立つ。

OP 服薬アドヒアランスが改善したか確認。

> **解決策**
> - 外出時に薬を持参し忘れやすい場合は，外出時に携帯するバッグや財布に入れておくよう工夫する。
> - 数回分を携帯しておくと，外出時に忘れた場合や交通機関のトラブルによる帰宅困難時，さらには災害時にも役立つ（残薬はゼロとせず，災害対策として，ある程度予備をもつ）。

症例

38歳，男性。2型糖尿病。営業職のサラリーマンで仕事が忙しく，昼は営業の合間に外食することも多い。

アセスメントのポイント

残薬の理由としては飲み忘れが多いのですが，飲み忘れの種類にも①タイミングのずれ，②外出時の持参忘れ，③飲んだかどうかの記憶が曖昧，などがあります。

筆者らは，タイミングのずれによる飲み忘れは年齢との相関はなく，一方，飲んだかどうか記憶が曖昧な場合は高齢者群で有意に多く，持参忘れは非高齢者に多くみられたことを報告しています[1]（**表**）。

本事例も比較的若い患者で，営業などの仕事のため外出先で昼食をとり，昼食前後の薬を持参し忘れたことによって，飲み忘れになっていました。

●表　残薬の理由と患者年齢（65歳未満・以上）との関連性

		年齢別			p*
		人数			
		65歳以上	65歳未満	合計	
1．飲み忘れA（食前）	はい	6	7	13	0.819
	いいえ	14	14	28	
2．飲み忘れB（外出先）	はい	0	5	5	0.020
	いいえ	20	16	36	
3．飲み忘れC（記憶）	はい	4	0	4	0.031
	いいえ	16	21	37	
4．理解不足A	はい	1	1	2	0.972
	いいえ	19	20	39	
5．理解不足B	はい	4	2	6	0.343
	いいえ	16	19	35	
6．受診間隔のずれ	はい	5	7	12	0.558
	いいえ	15	14	29	
8．副作用の発生	はい	3	1	4	0.269
	いいえ	17	20	37	
9．服薬拒否	はい	2	1	3	0.520
	いいえ	18	20	38	

＊Fisherの直接法

〔篠原久仁子，大澄朋香，笠原真奈美，栗原元気，佐竹正子，松浦靖彦，飯嶋秀郎，高橋秀夫，亀井美和子：糖尿病外来患者の残薬要因に応じた服薬指導の介入効果の検討．くすりと糖尿病，3（2）：163-170，2014より引用〕

アプローチ

　解決策で示されているように，外出時に携帯するバッグや財布に入れて持参することによって，飲み忘れは解消されやすいと思います。高齢者がデイサービスの施設に持参し忘れる場合なども，薬剤師側から連携をとり，昼食分としてあらかじめ預けておく方法などもあります。

　また，その際に残薬分をすべて処方日数から減らして残薬をゼロにするのではなく，1週間分くらいの残薬は予備として持っておき，外出する際のバッグや財布などに数回分入れておきます。そうすると，外食や

出張が多くて持参し忘れやすい場合や，災害時（旅先での災害，事故などを含む）の対策にも役立ちます。また，出張先・災害時の薬の持参忘れ対策に，お薬手帳（電子版含む）を携帯しておくとよいでしょう。

篠原 久仁子（フローラ薬局）

参考文献

1) 篠原久仁子，大澄朋香，笠原真奈美，栗原元気，佐竹正子，松浦靖彦，飯嶋秀郎，高橋秀夫，亀井美和子：糖尿病外来患者の残薬要因に応じた服薬指導の介入効果の検討．くすりと糖尿病，3（2）：163-170，2014

パターン ❸ 服薬したかどうかの記憶が曖昧

日付		薬品名	残数
		ジャヌビア錠（50mg）	28錠
		ノボリン 30R フレックスペン	2本

理由

	1	飲み忘れ A	食直前、寝る前などのタイミングのずれ
	2	飲み忘れ B	外出先に持参忘れ
✔	3	飲み忘れ C	飲んだか忘れてしまうなど記憶があいまい
✔	4	理解不足 A	服用方法の誤解
	5	理解不足 B	薬の必要性
	6	受診の間隔のずれ	処方日数と受診日の間隔のずれ
	7	減量	
	8	副作用の発生	
	9	服薬拒否	薬は毒、注射がいやなどの心理的な理由
	10	剤型上飲みにくい	嚥下しにくい
	11	味	
	12	臭い	
	13	調節して飲んで良い指示を受けている	
	14	識別困難	
	15	ADL障害	麻痺などがあって服用・注射困難
	16	その他	

対処

	1	飲み忘れの対処方法指導と服用方法の工夫など	
	2	ピルケースや財布などの携帯の工夫	
✔	3	薬カレンダーや一包化など	
	4	服薬指導（服用方法）	
	5	服薬指導（薬効や併用の意味）	
	6	次回予約日の確認と日数調整	
	7	1日分処方？	
	8	中止か継続の確認	
✔	9	医療機関との連携協議	
	10	剤型・投与方法の検討（簡易懸濁法など）	
	11	GE・先発品の検討	
	12	調剤方法の検討	
	13	疑問があれば指示内容の確認	
	14	ルーペや一包化など	
	15	補助具や一包化など	
✔	16	その他　在宅訪問指導	

S ほかにも飲む薬があって，飲んだかどうか忘れてしまう。

O ジャヌビア®錠28錠，ノボリン®30Rフレックスペン2本余り。HbA1c 7.5％

A 残薬あり。アドヒアランス不良。
糖尿病の内服はジャヌビア®錠1日1回服用だけだが，ほかの薬があり飲んだと勘違いしてしまう様子なので，一包化などの対策が必要。

EP 医療機関に服薬状況を報告したうえで，今後の服薬支援方法については，他院整形外科の薬と一緒に一包化して，在宅訪問服薬指導を行えることを薬剤師から医師と看護師へ提案し，在宅での服薬支援を開始する。

> **解決策**
> - 医療機関へ残薬の理由と服薬状況の報告を行う。
> - 残薬解決の方法として，他院整形外科薬と一包化し，在宅訪問服薬指導を行うことを薬剤師から医師，看護師へ提案。在宅での服薬支援へ。

症例

80歳，女性。2型糖尿病。独居。以前はなかったが，最近は残薬がみられるようになり，今回はDPP-4阻害薬が約1カ月分生じていた。確認すると，転倒して整形外科に通院するようになり，鎮痛薬やメチコバール®などを1日3回併用して飲むことになり，どれを飲んだか記憶が曖昧になって，残薬ができてしまった。

アセスメントのポイント

以前は薬の自己管理が可能で飲み忘れがなかった場合でも，やがて高齢となり認知症が疑われるケースでは，自己管理が困難になることがあります。その際に，残薬の確認が問題の早期発見と解決の鍵になることも多いのです。

今回の場合，残薬が生じた理由は，他科受診により併用薬が増え，服薬の記憶が曖昧なためです。同時に服薬アドヒアランスが低下し，血糖コントロールも不良となっていました。

併用によるポリファーマシーで服用方法が複雑になり，残薬が生じるケースも少なくありません[1]。調剤技術料の一つである外来服薬支援の方法をとれば，受け付けていない処方薬も服薬アドヒアランス向上のために一包化調剤を行い，一元管理して服薬支援することは可能です。さらに高齢で独居であるため，残薬と服薬状況，インスリンの保管状況など，自宅での自己管理状況を在宅訪問によってチェックするのも有効な解決策となります。

このような場合は，残薬の理由と服薬状況を医療機関側に情報提供し，在宅での一元管理を提案し，多職種で問題解決策を検討することが望ましいでしょう[1]。

アプローチ

認知症が疑われる高齢糖尿病患者の残薬解決・服薬支援のために，他科の処方薬も含めた薬の一元管理と，服薬カレンダーにセットし，在宅での訪問服薬支援を行いました。その結果，残薬はなくなり，HbA1cも7.9%→介入後7.0%→6.9%→6.6%と改善しました（図）。

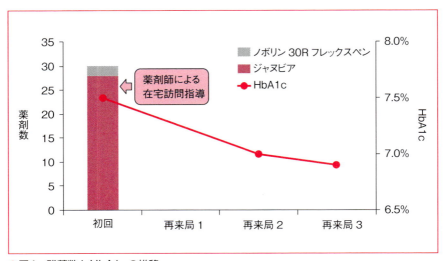

● 図1　残薬数とHbA1cの推移

日本糖尿病学会と日本老年医学会の合同委員会から，高齢者糖尿病の血糖コントロール目標が示されており[2]，インスリンやSU剤など低血糖リスクのある薬剤の服用があり，軽度の認知症がある場合には，カテゴリーⅡに該当するため，この80歳の患者の場合，目標値HbA1c 8.0%未満，下限7.0%と，目標値を緩めることが推奨されています。現在，服薬アドヒアランスの改善と血糖コントロールの改善により，HbA1cが6.6%と下限値を下回っており，今後は残薬の解決が，さらに薬の減量や処方見直しの連携・検討にもつながっていくと思います。

篠原 久仁子（フローラ薬局）

参考文献

1) 日本老年医学会 編：高齢者の安全な薬物療法ガイドライン2015, pp12-20, メジカルビュー社, 2015
2) 日本糖尿病学会 編著：糖尿病治療ガイド2016-2017, p98, 文光堂, 2016

パターン ❹ 理解不足―インスリン注射を例に―（1）
機能低下：途中から注射手技が不十分に

日付		薬品名	残数
		アマリール（1mg）	2錠
		ランタス注ソロスター	4本

理由

	1	飲み忘れA	食直前、寝る前などのタイミングのずれ
	2	飲み忘れB	外出先に持参忘れ
	3	飲み忘れC	飲んだか忘れてしまうなど記憶があいまい
✔	4	理解不足A	服用方法の誤解（使用方法の理解不足）
	5	理解不足B	薬の必要性
	6	受診の間隔のずれ	処方日数と受診日の間隔のずれ
	7	減量	
	8	副作用の発生	
	9	服薬拒否	薬は毒、注射がいやなどの心理的な理由
	10	剤形上飲みにくい	嚥下しにくい
	11	味	
	12	臭い	
	13	調節して飲んで良い指示を受けている	
✔	14	識別困難	
✔	15	ADL障害	麻痺などがあって服用・注射困難
	16	その他	

対処

	1	飲み忘れの対処方法指導と服用方法の工夫など
	2	ピルケースや財布などの携帯の工夫
	3	薬カレンダーや一包化など
✔	4	服薬指導（服用方法）（注射方法の確認と再指導）
	5	服薬指導（薬効や併用の意味）
	6	次回予約日の確認と日数調整
	7	1日分処方？
	8	中止か継続の確認
✔	9	医療機関との連携協議
	10	剤形・投与方法の検討（簡易懸濁法など）
	11	GE・先発品の検討
	12	調剤方法の検討
	13	疑問があれば指示内容の確認
	14	ルーペや一包化など
	15	補助具や一包化など
	16	

S インスリンはきちんと注射している。

O 残薬を確認したところ,アマリール(1mg)2錠とランタス注ソロスター4本があった。HbA1c 7.9％,食後血糖値209mg/dL。注射部位(腹部)にわずかなしこりがあった。

A インスリンの注射はきちんと行っているとのことだが,使用量が処方時の計算と合わない。

EP 手技を一応確認するため,実際に練習用パッドに注射してもらったところ,網膜症のために注射針の取り付けや単位設定に時間がかかっていた。また,注入場所にまっすぐに注射針を穿刺することができていなかった。

> **解決策**
> - 注射単位を確実に設定できるように再指導。
> - 自己注射の際,いつも注射し慣れた部位に穿刺している可能性があり,注射の位置を毎回変える必要性を感じた。主治医にそのことを報告し,インスリンの注射量(単位数)を確認。
> - 斜めに注入ボタンを押しているためか,最後まで注入ボタンを押し込むことができない可能性があるため,別のデバイスを考慮する必要があることを医療機関に報告。

OP 変更されたデバイスを正しく操作しているかを定期的にチェック。

症例

69歳,女性。18年前より2型糖尿病を指摘され近医にて通院加療していた。インスリンは10年間使用し,本人としては十分慣れているのでデバイスの扱いにも自信をもっている。しかし最近,血糖コントロールも不良でインスリンの残薬もあった。

患者家族からの情報
- 夫は3年前に他界。現在は,2世帯住宅で息子夫婦と同居。息子夫婦は共働きで日中は留守。
- 息子は,「母は長年インスリンを使用しているので特に心配していない」とのことで,インスリン自己注射に関する知識はあまりないようである。

糖尿病連携手帳より

- 合併症：網膜症（＋），腎症（－），神経障害（＋），脳血管障害（－），足潰瘍・壊疽（－）
- 体重58.5kg，身長149cm，血圧137/89，HbA1c 7.1％→7.9％。食後血糖値209mg/dL

処方薬

アマリール®［グリメピリド(SU剤)］1mg　1回1錠　1日2回　朝夕食後
ランタス®注ソロスター®［インスリングラルギン］12単位　朝食前　皮下注射

アセスメントのポイント

　内服については残薬が2錠あったものの，この患者は几帳面な性格なのでアドヒアランス面では問題ないように思います。インスリン自己注射については，長年行っているので自信をもっています。しかし，インスリン注射が多く残っていることから，おそらく何らかの原因で注射ができていない可能性が考えられました。

　そこで，模擬的に自己注射を行ってもらい，普段，どのような点にやりにくさを感じているかを，患者と一緒に確認しました。その結果，単位設定と注射針の穿刺，そして注入操作に問題があることがわかりました。最近，目がよく見えなくなり，また指先に力が入らなくなったことから，このような問題が生じてきたのだと思います。

　さらに，注射部位を尋ねると，「最近はここにしています」と腹部の1カ所を指しました。その部分を確認すると，やや硬くなっている所がありました。おそらく手指の障害から，注射しやすい部分にいつも注射していたためと思われます。

　たとえ自己注射に慣れていても，高齢になるにしたがってさまざまな障壁から，本人の自覚なく正しい注射ができていない可能性があります。インスリンはハイリスク薬であり，注射の量には十分な注意が必要です[1]。これまで低血糖になったことはないようですが，単位設定を間違えたり，デバイスの注入ボタンを最後まで押し込めなかったり，注射時に針が抜けてしまったりして，適正なインスリン量が注入されていな

かった可能性が考えられます。

　デバイスを変更し，息子夫婦にも協力してもらって，より正しく自己注射が行えるよう考えていきたいと思います。

アプローチ

> ①現在のデバイスを使用するにあたって困難な操作があることを主治医に報告
> ②注射部位に硬結が確認されたので注射箇所のローテーションを指導。それに先立ち，主治医にそのことを報告し，インスリンの単位数を再確認する
> ③家族の協力も必要なので，家族との面会を患者に提案

　患者のなかには，自己注射を開始した時期には，マニュアル通りに丁寧な手技で注射を行っていたのに，自己注射に慣れてくると「自己流にアレンジ」してしまうケースもみられます。さらに，この患者のようにインスリン自己注射に対して前向きで，かつ自信をもって実践していても，途中でさまざまな障壁が生じたりケアレスミスが頻発したりして，結果的にコンプライアンス不良になることがあります。

　ここで大切なことは，インスリンの残薬を見つけたら「注射をしているか？」だけを確認するのではなく，できるだけ具体的なポイントを探すことです（模擬的に手技を確認するのが理想）。ほかにも，例えば"廃棄用に持参した注射針の針が傾いている"，"利き手でOKサインを作れない"，"指相撲などをするときに握力が低下している"といったことがあったら，注入操作の際に負担がかかっている可能性があります（図1）。それらを確認したうえで，（デバイスによって患者の使用性が異なるため）患者さんに合ったデバイスを提案できることもあります。

　この患者の場合，視覚的な改善策としては拡大鏡の使用しかないかもしれませんが，注入操作を改善するには注入抵抗の小さいデバイスに変更したほうがよいかもしれません。現在使用しているランタス注ソロスターやフレックスペン，ミリオペンなどは，注入ボタンを真上から押し

> **1. 指の動きを診る**
> グー(握る),OK サインができるか

> **2. 親指の動きと,握力を感じ取る**
> "指相撲"で対戦!

> **3. 注射後の針を視る**
> 注射後に針が曲がっていないか

> **4. 注射エリアを観る,尋ねる**
> 硬結がないか
> (=いつも決まったところにしか注射
> できていないということはないか)

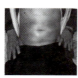

● 図1 注入操作ができるかを確認するための行動観察ポイント

込まないと注入抵抗が大きくなって最後まで注入できないことがあります。

　それに替わるものとしては,注入ボタンを押し込む量が少ないランタス® XR 注ソロスター®が挙げられますが[2],注射箇所が1カ所に集中していることを考えれば,半自動型のタイプで注入ボタンを押し込まなくてよいフレックスタッチのほうが楽に注射できます[3](図2)。手指に障害がある場合,針を垂直に穿刺できるように握った状態で注射箇所をずらして注射する(図3)ということは容易ではありません。したがって,この患者には,注入ボタンを押し込まなくても注射できるフレックスタッチのほうが向いていると思います。ただし,その場合はインスリンの種類が変わるということも念頭において主治医に進言することになります。

　患者の注射箇所を直接確認するのは重要なことですが,薬局で行うのは容易ではないでしょう。スクリーニング方法のひとつとして,「注射は

パターン4 機能低下：途中から注射手技が不十分に

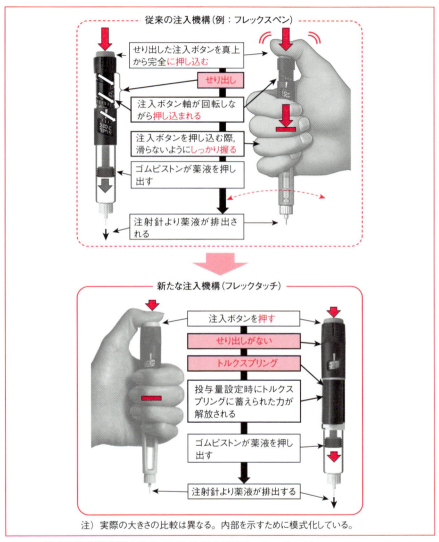

● 図2 従来の注入器と注入機構が異なる半自動型のフレックスペン

どこにしていますか？」という質問があります。それに対して「ここ！」と断定するような患者では硬結のある可能性が高く,「この辺り」,「いろいろな所」と回答する場合は,上手に場所をずらしていることが

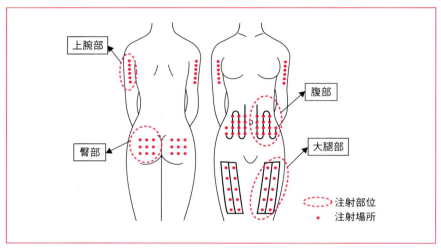

●図3　インスリン自己注射部位と注射場所

うかがえます。硬結を見つけた場合は場所をずらすように指導しますが，その際は必ず主治医に対し，これまでのインスリン量でよいかを確認します。これは硬結箇所を避けることによってインスリンの吸収が速くなり，思わぬ低血糖を引き起こす可能性があるからです。

　また，この患者は，ますます息子夫婦の協力が必要になってくると考えられます。もしかしたら注射の時間も就寝前にしたほうが，息子夫婦に確認してもらえるのでよいかもしれません。そのほか，食事療法に関してもサポートが必要になると思います。

　このように，残薬の問題ひとつをとっても糖尿病の療養指導は奥が深く，リスクマネジメントも含めて多くのことに配慮しなければ患者の実際の姿はみえてきません[4]。このような指導は病院内でも多く経験しますが，患者さんの生活により近い薬局や，特に在宅医療においては欠かすことのできないアプローチポイントであると考えます。

朝倉 俊成（新潟薬科大学薬学部）
篠原 久仁子（フローラ薬局）

参考文献

1) 朝倉俊成：薬剤師のハイリスク薬管理〜インスリン製剤とその注射手技での留意点〜．日本薬剤師会雑誌，63(11)：1335-1340，2011
2) 朝倉俊成：インスリン グラルギン BS 注キット「FFP」の自己注射手技指導に関わる注入デバイスとしての特徴―各種基礎試験による評価―．Progress in Medicine，36(9)：1245-1256，2016
3) 朝倉俊成：半自動型注入機構を有するプレフィルド型インスリン注入器フレックスタッチ®の機能と臨床上の有用性について．Progress in Medicine，35(3)：585-594，2015
4) 朝倉俊成：糖尿病治療薬注入デバイスの薬学的管理 患者が適正に自己注射療法を実践する上での留意点．ファルマシア，51(5)：442-446，2015

パターン ❹ 理解不足—インスリン注射を例に—（2）
理解不足：適正使用に必要な事項の理解で患者が混乱

日付		薬品名	残数
		アピドラ注ソロスター	5本
		ランタス注ソロスター	3本

理由

	1	飲み忘れA	食直前、寝る前などのタイミングのずれ
	2	飲み忘れB	外出先に持参忘れ
	3	飲み忘れC	飲んだか忘れてしまうなど記憶があいまい
✔	4	理解不足A	服用方法の誤解（注射方法の理解不足）
	5	理解不足B	薬の必要性
	6	受診の間隔のずれ	処方日数と受診日の間隔のずれ
	7	減量	
	8	副作用の発生	
	9	服薬拒否	薬は毒、注射がいやなどの心理的な理由
	10	剤形上飲みにくい	嚥下しにくい
	11	味	
	12	臭い	
	13	調節して飲んで良い指示を受けている	
✔	14	識別困難	
	15	ADL障害	麻痺などがあって服用・注射困難
✔	16	その他	インスリン注射内に気泡がみられたため

対処

	1	飲み忘れの対処方法指導と服用方法の工夫など
	2	ピルケースや財布などの携帯の工夫
	3	薬カレンダーや一包化など
✔	4	服薬指導（服用方法）（注射方法について確認）
	5	服薬指導（薬効や併用の意味）
	6	次回予約日の確認と日数調整
	7	1日分処方？
	8	中止か継続の確認
	9	医療機関との連携協議
	10	剤形・投与方法の検討（簡易懸濁法など）
	11	GE・先発品の検討
	12	調剤方法の検討
	13	疑問があれば指示内容の確認
	14	ルーペや一包化など
	15	補助具や一包化など
✔	16	インスリンの保管について確認

パターン4　理解不足：適正使用に必要な事項の理解で患者が混乱

S インスリンは面倒だけど，仕方がないから注射している。インスリンを使い始めると，いつも早い時期に大きな気泡が入っている。病院からは空気が入ったときは使わないように言われているが，こんなに使えないと大変だ。2つの注射のどちらを使うか迷うことがある。

O 残薬を確認したところ，アピドラ®注ソロスター®5本とランタス注ソロスター3本があり，いずれも使用されインスリンが残っていたもの（使用途中のもの）であった。HbA1c 7.3％。

A 簡易的な精度確認法でデバイスが壊れていないことを確認した。空気混入の原因を突き止める必要がある。インスリンの保管についても理解が不足している。1日4回自己注射を行っていて，2種類のインスリン製剤を識別して使用できているか不安である。

EP 超速効型インスリン製剤と持効型インスリン製剤の区別について説明し，インスリンの適正な保管について理解してもらう必要がある。

> **解決策**
> - 残薬のインスリン製剤に異常がなかったかを確認。
> - インスリンを具体的にどのように保管しているかを確認。
> - 2種類の製剤の効果の違いや区別の方法を説明。
> - 患者のデバイスに対する不安を解消する方法について考える。

OP 定期的にインスリンの保管方法を確認する。

● 症例

　62歳，男性。5年前より2型糖尿病を指摘され，6カ月前からインスリン自己注射が開始となった。退職後も以前に行っていた建築業の仕事を時々手伝っている。仕事柄，日中は外出していることが多く，自己注射に対しては前向きであるが面倒だと感じている。

糖尿病連携手帳より
- 合併症：網膜症（−），腎症（−），神経障害（−），脳血管障害（−），足潰瘍・壊疽（−）。
- 体重79.8kg，身長168cm，HbA1c 7.2％→7.3％。

処方薬

アピドラ®注ソロスター®［インスリングルリジン］1日3回　皮下注射
（朝食直前6単位，昼食直前6単位，夕食直前4単位）
ランタス®注ソロスター®［インスリングラルギン］1日1回（就寝前8単位）

アセスメントのポイント

　この患者はインスリン製剤の正しい保管方法について詳しい説明を受けていないため，実践できていない可能性があります。残薬のインスリン製剤はいずれも「空気が入っているから」という理由で，患者が自己判断で使用を中断したものでした。その気泡は小豆大より大きなものばかりでした。

　まずはデバイスの異常の有無を確認しました。使用している注射針はBDマイクロファイン32G針だったので，針ケースを用いて簡易的に機能チェックをしたところ，インスリン排出量に異常はみられませんでした。そこで，患者が心配していた空気混入の原因について推察し，普段の取り扱いや保管法を確認しました。また，2種類の製剤の使い分けで迷うことがあるとのことだったので，2種類を使用する意味を理解しているか，また，名称や外観で区別できているかを確認しました。

アプローチ

①患者がインスリン製剤をどのように保管しているかを聞き，今回の空気混入につながる問題点がないかを判断。そのうえで適正な保管方法について指導。
②2種類のインスリン製剤の効果，使用目的，識別方法を尋ね，問題点を抽出し，適正使用に結びつけるための説明を行う。

保管方法についての指導

　インスリン製剤の保管環境に注目すると，温度による影響，光による影響，衝撃による影響が，臨床では重要な項目になります。

1. 温度による影響

　一般に，インスリン製剤の保管温度は凍結を避けて 2 ～ 8℃ となっていますが，開封して使用を開始した後は室温保管（冷蔵庫に入れない）が基本です（図1）。凍結させた場合はインスリンの性状が変化することが問題となりますが，それ以上に，注入器やカートリッジが破損し注入精度が著しく低下することがありますので，絶対に凍結させないことが重要です[1]。

　患者の生活に合わせた説明では，凍結させないためには冷蔵庫の中であっても冷気の吹き出し口には置かないことや，厳冬期には部屋の中であっても凍結する可能性があることを付け加えます。何よりも重要なことは，凍結したインスリン製剤には比較的大きな空気（気泡）が発生しますし，カートリッジや注入器の破損があるため，大きな気泡の有無や注入器の動作確認を目的とした「空打ち」操作の重要性も説明します。

　一方，高温の場合は，ペプチドであるインスリンが変性するのを回避するために，通常30℃（製剤によっては25℃）以下で保管するように

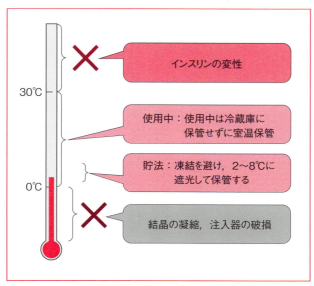

● 図1　インスリン製剤の保管温度

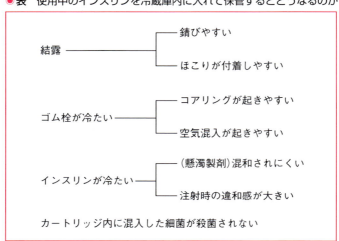

●表 使用中のインスリンを冷蔵庫内に入れて保管するとどうなるのか

なっています[2, 3]。使用中のインスリンを冷蔵庫に入れないのは，以下のような理由からです（**表**）。

- 冷蔵庫に出し入れしたときの結露によって注入器の金属部品が錆びることを避ける
- 添加された消毒薬の殺菌効果を維持する[4]
- 懸濁製剤では懸濁効果を高める
- 注入後の違和感を低下させる

2．光・衝撃による影響
(1) 光による影響

　インスリンは光の影響を受けやすいので，保管時は注入器のキャップをはめるようにします。

　落とした際などの衝撃による影響としては，カートリッジにひびが入ったり，注入器そのものの部品が壊れたりするため，必ず外観を観察し，「空打ち」によって破損のないことを確認します。

　この患者では，破損のないことを確認するために，簡易的な機能チェックを行いました。チェック方法は，新しい針を取り付け，空打ち

1. インスリンカートリッジにひびが入っていないことを確認します。
2. 新しい注射針をつけます。
3. 空打ちを行い，インスリンが出ることを確認してください。
4. 針ケースをまっすぐつけます。
5. 20単位に設定します。
6. 針先を下に向け，注入ボタンを押し込みます。インスリンが針ケースの中に注入されます。

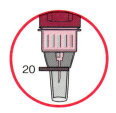

（「フレックスペンの使い方」より）

● 図2　機能チェックの方法

後に針ケースを付けて20単位を排出させます（図2）。BDマイクロファイン32G針を使用しており，この針ケースのくびれの部分でも確認が可能なので，患者の同意を得て行いました。

(2)衝撃による影響

　空気混入については，患者が異常と感じた空気（気泡）の大きさを尋ねます。注入器の構造上，小さな気泡は完全に抜けなくても大丈夫ですが，残薬で確認した小豆大の気泡は確かに異常だと思われます。大きな空気（気泡）発生の主な原因は，凍結・高温などの極端な温度変化や，凍結や衝撃によって生じたカートリッジのひびです。

　そこで患者に尋ねると，温度を管理したり落とさないように注意はしているとのことでした。しかし普段の保管状況を確認すると，「注射後，新しい針をデバイスに取り付けてキャップをしたまま保管している」とのことでした。また，「空打ち」はもったいないので行っていなかったようです。

　つまり，朝夕の保管時の温度変化で，取り付けたままの注射針を通してインスリンの液漏れと空気混入が繰り返されていたことになります。注射針を再使用しないのはよいのですが，新しい針であっても針を取り

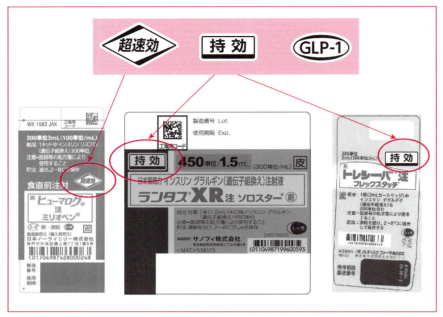

● 図3 製剤区分マーク

付けたまま保管するのは避けなければなりません[5]。

適正使用に向けた説明

　2種類のインスリン製剤を使用する理由はほぼ理解していましたが，どちらが超速効型かがわからなくなるとのことでした。そこで，名称以外にデバイスのラベルの識別色やボディカラーなどで区別するように説明しました。なお，今後は製剤区分マークがラベルに表示されるようになるので，これも確認するように説明するとよいでしょう[6, 7]（図3）。

　この患者が使用しているインスリン製剤は，ラベルよりもデバイスのボディカラーで区別を促しています。しかし，お互いのキャップを間違えると，どちらも2色の識別色になってしまうので，色は注入ボタンのある本体で確認するように注意します（図4）。

　このように患者が適正使用を実践していると思っていても，ちょっと

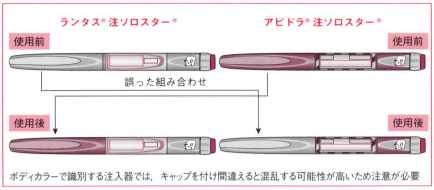

● 図4　キャップの付け間違えの例

　した誤解が問題になることもあります．この患者では問題点を早期に発見するために，残薬確認が役立ちました．

朝倉 俊成（新潟薬科大学薬学部）

篠原 久仁子（フローラ薬局）

参考文献

1) 朝倉俊成，他：凍結によるインスリン製剤の性状変化観察と凍結後解凍したインスリン製剤の使用防止のための患者説明のありかた．糖尿病，46(9)：767-773，2003
2) 朝倉俊成，他：高温環境下に放置した懸濁インスリン製剤の濁度変化に関する基礎試験．糖尿病，52(12)：977-981，2009
3) 朝倉俊成：インスリン自己注射におけるインスリンの性状変化と針詰まりの原因に関する一考察〜温度や注射針材料との接触などによる影響〜．プラクティス，24(4)：477-481，2007
4) 柄沢仁美，他：GLP-1 アナログ製剤への微生物混入時の汚染に関する検討．第 21 回日本医療薬学会年会講演要旨集（神戸），166，2011
5) 朝倉俊成，他：インスリンカートリッジ内への空気混入が製剤の濃度および注入器の注入精度に与える影響について―注射針を付けたまま保管した場合の悪影響―．糖尿病，50(12)：877-882，2007
6) 朝倉俊成，他：インスリン製剤および GLP-1 受容体作動薬の取り違い防止を目的とした製剤区分の識別に有用なマークの検討．くすりと糖尿病，5(1)：77-83，2016
7) 朝倉俊成，他：インスリン製剤および GLP-1 受容体作動薬の取り違い防止を目的とした製剤区分用マークの検討（第 2 報）．くすりと糖尿病，5(2)：200-205，2016

パターン ❹ 理解不足─インスリン注射を例に─（3）
機能低下：脳梗塞による麻痺で毎日の自己注射が不可能

日付		薬品名	残数
		バイエッタ	7本

理由

	1	飲み忘れ A	食直前、寝る前などのタイミングのずれ
	2	飲み忘れ B	外出先に持参忘れ
	3	飲み忘れ C	飲んだか忘れてしまうなど記憶があいまい
✔	4	理解不足 A	服用方法の誤解（注射方法の理解不足）
	5	理解不足 B	薬の必要性
	6	受診の間隔のずれ	処方日数と受診日の間隔のずれ
	7	減量	
	8	副作用の発生	
	9	服薬拒否	薬は毒、注射がいやなどの心理的な理由
	10	剤形上飲みにくい	嚥下しにくい
	11	味	
	12	臭い	
	13	調節して飲んで良い指示を受けている	
	14	識別困難	
✔	15	ADL 障害	麻痺などがあって服用・注射困難
	16	その他	

対処

	1	飲み忘れの対処方法指導と服用方法の工夫など
	2	ピルケースや財布などの携帯の工夫
	3	薬カレンダーや一包化など
✔	4	服薬指導（服用方法）（注射方法についての指導）
	5	服薬指導（薬効や併用の意味）
	6	次回予約日の確認と日数調整
	7	1日分処方？
	8	中止か継続の確認
✔	9	医療機関との連携協議
	10	剤形・投与方法の検討（簡易懸濁法など）
	11	GE・先発品の検討
	12	調剤方法の検討
	13	疑問があれば指示内容の確認
	14	ルーペや一包化など
	15	補助具や一包化など
	16	

パターン4 機能低下：脳梗塞による麻痺で毎日の自己注射が不可能

S 毎日の注射が面倒で，特に手が不自由で針の取り付けなどが難しいので，注射はしていない。

O 残薬を確認したところ，バイエッタ®皮下注（5μg）が7本あった。HbA1cは8.9％。

A 以前は何とか自己注射ができていたようだが，脳梗塞後，片麻痺により利き手（右手）が不自由になった。そのために注射に時間がかかり，面倒になったようである。

EP できれば，より容易に注射できる他のデバイスに変更したい。そこで，不自由な右手の状態と左手の動きを確認した。

> **解決策**
> - デバイスの変更を考え，導入可能なデバイスを主治医に進言する。
> - 注入に関する一連の手技が正しくできるか，また，そのような手技を行う理由を知っているかを患者に確認する。
> - 在宅医療において確認できる体制を確立する。

OP 在宅訪問を行う薬剤師と看護師が定期的に連携して確認する。

症例

75歳，男性。2型糖尿病。在宅で加療中。脳梗塞により利き手（右手）が不自由。以前から使用していたGLP-1受容体作動薬エキセナチドが使用できず，コンプライアンスが不良。

糖尿病連携手帳より
- 合併症：網膜症（＋），腎症〔微量アルブミン尿（＋），第2期早期腎症期〕，神経障害（＋），脳血管障害（＋），足潰瘍・壊疽（－）。
- 体重89.7kg，身長168cm，HbA1c8.9％。

処方薬

バイエッタ皮下注（5μg）[エキセナチド]1回5μg　1日2回　朝夕食前皮下注射

アセスメントのポイント

　この患者はGLP-1受容体作動薬を1日2回皮下注射していますが，脳梗塞による片麻痺で利き手が不自由な状態です。片手で自己注射を行う場合，注射針の着脱や投与量の決定などは難しい操作となります。それらを容易にできるデバイスに変えることができれば，薬物治療がうまくいくと考えられます。

アプローチ

> ①左右の手の運動機能を確かめる。
> ②容易に使用できるデバイスのGLP-1受容体作動薬を検討する。
> ③在宅で指導する薬剤師と看護師で定期的に自己注射の手技を確認する。

　この患者は，麻痺のある手では細かな動きができないため，麻痺のない手（左手）だけで注射を行う必要があります。バイエッタ®皮下注（5μg）を使用していますが，基本的にはインスリン注射と同じように操作します。つまり，注射針を取り付けて投与量をセットし，注射針を注射部位に穿刺した状態で注入ボタンを押し込む必要があります。しかも1日2回の注射となるため，負担が大きいと考えられます。

　GLP-1受容体作動薬のデュラグルチド〔トルリシティ®皮下注0.75mgアテオス（日本イーライリリー）〕は，週1回投与の持続性製剤で，全自動で注入されるキット製剤です。同剤を注射箇所に垂直に固定して注入ボタンを押すだけで，注射針の穿刺から注入後の抜針までの一連の操作が全自動で行われます。したがって，この患者にとって困難だった注射針の着脱や投与量のセット，注入の操作が自動で行われるため，非常に有用であると考えられます（図）。

　しかも，この製剤は週1回投与のため，毎日の注射にかかっていた負担を大幅に軽減することが期待できます。もちろん1日2回のエキセナチドから週1回のデュラグルチドに変更することで，臨床の効果が異なる可能性があります。この点については，主治医にデバイスの特性など

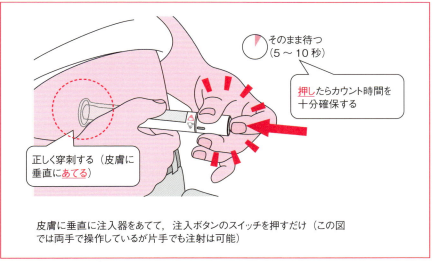

● 図　トルリシティ®皮下注0.75mgアテオスの使用法

を説明して判断を仰ぐ必要があります。

　一方，週1回の注射ということで打ち忘れも考えられます．この点については，在宅で指導する薬剤師と看護師で定期的に自己注射の手技を確認します．糖尿病連携手帳は，検査値や合併症の有無が記載されており，かかりつけ医，病院，眼科医，歯科医師の連絡先のほか，かかりつけ薬局・薬剤師欄も追加され，ケアマネジャーの欄もありますので，在宅の患者にチームで関わるための情報共有ツールとして役立ちます．

朝倉　俊成（新潟薬科大学薬学部）
篠原　久仁子（フローラ薬局）

パターン ❻ ❼ ⓮
受診間隔のずれ，処方量の減薬，識別困難

日付		薬品名	残数
		バイアスピリン	94 錠
		カルブロック（16）	73 錠
		アスピリン腸溶錠	76 錠
		アゼルニジピン	61 錠

理由

	1	飲み忘れ A	食直前，寝る前などのタイミングのずれ
	2	飲み忘れ B	外出先に持参忘れ
	3	飲み忘れ C	飲んだか忘れてしまうなど記憶があいまい
	4	理解不足 A	服用方法の誤解
	5	理解不足 B	薬の必要性
✔	6	受診の間隔のずれ	処方日数と受診日の間隔のずれ
✔	7	減量	
	8	副作用の発生	
	9	服薬拒否	薬は毒，注射がいやなどの心理的な理由
	10	剤形上飲みにくい	嚥下しにくい
	11	味	
	12	臭い	
	13	調節して飲んで良い指示を受けている	
✔	14	識別困難	
	15	ADL 障害	麻痺などがあって服用・注射困難
	16	その他	

対処

	1	飲み忘れの対処方法指導と服用方法の工夫など
	2	ピルケースや財布などの携帯の工夫
✔	3	薬カレンダーや一包化など
	4	服薬指導（服用方法）
	5	服薬指導（薬効や併用の意味）
	6	次回予約日の確認と日数調整
	7	1日分処方？
	8	中止か継続の確認
✔	9	医療機関との連携協議
	10	剤形・投与方法の検討（簡易懸濁法など）
	11	GE・先発品の検討
	12	調剤方法の検討
	13	疑問があれば指示内容の確認
	14	ルーペや一包化など
	15	補助具や一包化など
	16	

S 病院ごとにそばの薬局で調剤してもらっているから，ジェネリックに変更したら，前の残りから飲もうと思っても，どれが同じ成分の薬かわからなくなって，薬が余ってしまった。
透析直前と言われ，薬のmg数が今までより小さいものを処方してくれた。カリウムが高くなり，薬が増えるばかりで薬の区別ができない。

O 残薬多数(60〜90錠)。血圧不安定。血糖コントロールも高血糖(509 mg/dL)〜低血糖(41mg/dL)の差が激しく，重症低血糖のため救急車で運ばれ入院。SCr6.62mg/dL，BUN85mg/dL，K4.3mEq。

A 残薬多数，服薬アドヒアランス不良。
【理由】多科受診で受診間隔にずれ。残薬，先発品・後発品(GE)の識別が困難。

EP 全ての薬を一元管理し，分類する。重複薬，後発品，残薬を整理し，一包化調剤を行ったり，飲み間違いや重複のないよう薬カレンダーを使って整理し，在宅訪問指導を行う。

OP 一包化調剤後の在宅での残薬・服薬アドヒアランスをチェックし，血圧，低血糖の有無，血糖値の変化を観察する（服薬管理が急激に改善することで，薬が効きすぎになっていないか）。

> **解決策**
> - 受診している全ての医療機関・診療科に残薬，併用薬，重複処方，服薬状況について情報提供し，在宅管理が望ましいことを連絡し，残薬調整。
> - かかりつけ薬剤師・薬局で情報を一元管理し，在宅訪問により服薬状況や自宅での血圧などを確認・報告することで，処方薬の見直しや減薬につなげる。

症例

78歳，男性。糖尿病歴は30年以上。HbA1c8.9％。腎臓内科に通院。脂質異常症，高血圧，前立腺肥大症，重症低血糖，白内障など指摘され，5科に通院中。重症低血糖により入院し，血糖コントロールが不安定。腎不全あり，退院するにあたって在宅での残薬・服薬管理が必要となった。

アセスメントのポイント

糖尿病代謝内科，腎臓内科，循環器科，眼科，泌尿器科の5科に通院し，計11種類の薬が処方せんごとに別々の薬局で調剤されていました。GEと先発品が混ざった状態（カルブロック®とアゼルニジピン「JG」，バイアスピリンとアスピリン腸溶錠「JG」など）で，重複に気づかなかったようです。また，かかりつけ薬局やお薬手帳をもっておらず，残薬（60〜90錠）も整理されていませんでした。

透析直前で腎不全状態（SCr6.62mg/dL，BUN85mg/dL，K4.3mEq）であり，腎排泄の低下による有害作用の可能性も心配される[1]ことから，<u>一部の薬の用量，服用回数が減量となり，今まで服用していた薬が残薬となっています。</u>

アプローチ

ポリファーマシー解消策とGE，医療機関との連携協議

退院前カンファレンス（図1）に参加し，医療機関と薬局で情報共有し，退院後の薬の一元管理を行いました（図21）。

薬剤師が在宅を訪問し，自宅にある残薬を確認したところ，GEと先発品の混在・重複に気づきました。薬の一元管理と一包化を行い，残薬

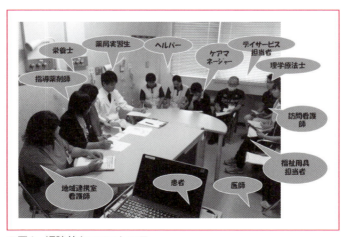

●図1　退院前カンファレンス

の整理，処方の重複のチェック・削減を進めたことで，飲み忘れゼロとなり，アドヒアランス，血圧，血糖コントロールは改善・安定（図3）。透析直前の状態ですが，病態は悪化せず維持できています。

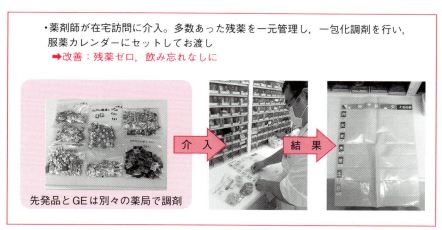

● 図2　GEと先発品の重複から残薬・ポリファーマシーに

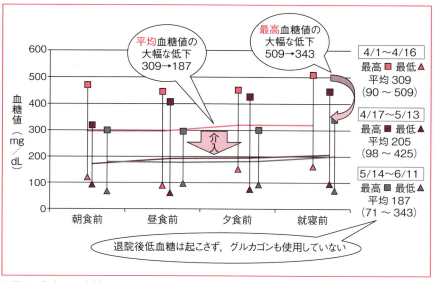

● 図3　在宅での血糖コントロール

かかりつけ薬剤師・薬局の利用と在宅訪問薬剤師管理指導により，自宅での服薬・管理状況を把握し，ポリファーマシーの要因となっている服薬状況を判断します。ポリファーマシー解消のための医療連携・協議（退院カンファレンス，担当者会議など）の場を設けることが大切です。

■ GE による残薬・ポリファーマシーのリスクと解消策

　日本の医薬分業率は70％に達したものの，病院ごとに異なる門前薬局で調剤する場合は併用薬のチェックが難しく，したがって，GE と先発品の重複に気づかず，ポリファーマシーや残薬などの問題が生じやすくなります。かかりつけ薬剤師・薬局による一元管理が解決策のひとつです[2,3]。また，患者が入院した際も GE・先発の重複のリスクを回避するため，GE の錠剤表面に薬剤名が印字された GE を選択するのも解決策となります[2]。

篠原 久仁子（フローラ薬局）

参考文献

1) 福島紀子 編，菅野 彊：薬剤師として身につけておきたい老年薬学プラクティス，pp39-56，南江堂，2011
2) 北 和也 編，篠原久仁子：実践！さよならポリファーマシー，pp303-314，じほう，2016
3) 秋下雅弘 編：高齢者のポリファーマシー，pp16-43，南山堂，2016

MEMO

パターン ❽ ❾
副作用の発生，服薬拒否

日付			薬品名	残数
			メトホルミン錠　250mg　約160日分	483錠

理由

	1	飲み忘れA	食直前、寝る前などのタイミングのずれ
	2	飲み忘れB	外出先に持参忘れ
	3	飲み忘れC	飲んだか忘れてしまうなど記憶があいまい
	4	理解不足A	服用方法の誤解
	5	理解不足B	薬の必要性
	6	受診の間隔のずれ	処方日数と受診日の間隔のずれ
	7	減量	
✓	8	副作用の発生	
✓	9	服薬拒否	薬は毒、注射がいやなどの心理的な理由
	10	剤形上飲みにくい	嚥下しにくい
	11	味	
	12	臭い	
	13	調節して飲んで良い指示を受けている	
	14	識別困難	
	15	ADL障害	麻痺などがあって服用・注射困難
	16	その他	

対処

	1	飲み忘れの対処方法指導と服用方法の工夫など
	2	ピルケースや財布などの携帯の工夫
	3	薬カレンダーや一包化など
	4	服薬指導（服用方法）
✓	5	服薬指導（薬効や併用の意味）
	6	次回予約日の確認と日数調整
✓	7	1日分処方？
	8	中止か継続の確認
✓	9	医療機関との連携協議
	10	剤形・投与方法の検討（簡易懸濁法など）
	11	GE・先発品の検討
	12	調剤方法の検討
	13	疑問があれば指示内容の確認
	14	ルーペや一包化など
	15	補助具や一包化など
	16	その他　在宅訪問指導

S 開始時腹部の張り（＋），薬剤の効果への疑問（＋）で服用せず。
O メトホルミン約160日分。
A 残薬あり。コンプライアンス不良。
P ①医療機関に服薬状況報告。医師，看護師と検討。
②服薬意義指導，副作用継続で軽減，飲み忘れ時の服用OK。
③処方日数1日分で調整・継続。腹部症状改善，残薬減少。

> **解決策**
> - 連携協議：残薬の理由が副作用の不安から服用していない場合，医師に伝えていないケースは，患者に同意をとって，服薬情報提供を医療機関側に伝える。
> - 服薬指導：副作用に対する不安や誤解を解き，安心して服用を継続できるよう支援を行う。

症例

56歳，女性。健診で糖尿病を指摘され，治療開始。メトホルミンを服用開始するも，腹部症状として腹部の張り，軟便傾向が気になり，服用していなかった。

受診時，薬の効果に対しても疑問があり服用していなかったのを医師には伝えていなかったことが，薬剤師からの残薬の確認で判明した。HbA1c 7.7％（図）。

アセスメントのポイント

残薬の理由として，副作用への不安や服薬拒否があります。それらが理由である場合は，薬剤師単独で服薬指導を行うだけでは問題解決できないため，残薬理由と服薬状況をアセスメントシートで情報提供し，連携協議により問題解決を図ります。

アプローチ

協議の結果，医師から「メトホルミンは最初に腹部症状がみられても継続により回復することが多いので，服用を再開して様子をみてほし

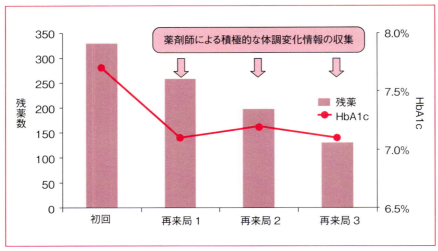

● 図　残薬数とHbA1cの推移

い」との方針が示されたのを受け，薬剤師より再度服薬指導を行うことで，副作用への不安が解消されました。

　服薬を再開しても腹部症状はみられず，残薬が減少し，血糖コントロールもHbA1c 7.7→7.2→7.1％と改善しました。

　処方せんへの記載がないと中止か継続かが不明となるため，1日分処方を行って，処方を継続しました。薬剤師からの説明の際には，副作用の不安を与えないような服薬指導を心がけましょう。

篠原 久仁子（フローラ薬局）

MEMO

パターン ❿ 剤形上飲みにくい (1)
錠剤のサイズが大きくて飲み込みづらい

日付			薬品名	残数
			スローケー錠 600mg	20 錠

理由

	1	飲み忘れ A	食直前、寝る前などのタイミングのずれ
	2	飲み忘れ B	外出先に持参忘れ
	3	飲み忘れ C	飲んだか忘れてしまうなど記憶があいまい
	4	理解不足 A	服用方法の誤解
	5	理解不足 B	薬の必要性
	6	受診の間隔のずれ	処方日数と受診日の間隔のずれ
	7	減量	
	8	副作用の発生	
	9	服薬拒否	薬は毒、注射がいやなどの心理的な理由
✔	10	剤形上飲みにくい	嚥下しにくい
	11	味	
	12	臭い	
	13	調節して飲んで良い指示を受けている	
	14	識別困難	
	15	ADL 障害	麻痺などがあって服用・注射困難
	16	その他	

対処

	1	飲み忘れの対処方法指導と服用方法の工夫など
	2	ピルケースや財布などの携帯の工夫
	3	薬カレンダーや一包化など
	4	服薬指導（服用方法）
	5	服薬指導（薬効や併用の意味）
	6	次回予約日の確認と日数調整
	7	1 日分処方？
	8	中止か継続の確認
	9	医療機関との連携協議
✔	10	剤形・投与方法の検討（簡易懸濁法など）
	11	GE・先発品の検討
	12	調剤方法の検討
	13	疑問があれば指示内容の確認
	14	ルーペや一包化など
	15	補助具や一包化など
	16	

S 大きい錠剤は飲み込みづらい。

O ラシックス®錠20mg，アーチスト®錠2.5mg，アダラート®CR40mg，スローケー®錠600mgを内服中。残薬はスローケー錠600mgのみ20錠。高血圧，心不全の既往あり。BP120/65mmHg。呼吸苦(−)，下肢浮腫(−)。

A スローケー®錠のコンプライアンスが不良。
上記Sより嚥下能力低下の疑いもあるが，他の薬剤は問題なく内服できていることから，錠剤の大きさが原因と考えられる。

> 解決策
> - 医療機関に服薬状況を報告。
> - スローケー®錠の他剤への変更（アスパラ®カリウム錠300mg，アスパラ®カリウム散50％，グルコンサンK細粒など）を医師に提案。

OP 他剤への変更後は，コンプライアンス向上に伴う血清K値の上昇の可能性があるため，血圧上昇，食欲低下などの高カリウム血症の症状や血清カリウム値を確認。

EP 変更後，スローケー錠と用法が異なることを説明し，飲み忘れないよう注意を促す。

症例

72歳，男性。30年前，健診で高血圧を指摘されたが，放置していた。15年前に呼吸苦，下肢のむくみを自覚し，近医を受診。高血圧性心不全と診断され，現在まで薬物治療中。

患者本人からの情報
- 息子夫婦と同居中。
- ADL自立。
- 食事摂取量の低下などはなく，スローケー®錠以外は飲み込みづらさを感じない。
- 最近の体重減少はない。

処方薬

ラシックス®錠 20mg	1回1錠（1日1錠）	1日1回	朝食後
アーチスト®錠 2.5mg	1回1錠（1日1錠）	1日1回	夕食後
アダラート®CR錠 40mg	1回1錠（1日1錠）	1日1回	朝食後
スローケー®錠 600mg	1回1錠（1日2錠）	1日2回	朝食後

アセスメントのポイント

　残薬の原因は，大きな錠剤の飲みにくさにあります。一般的な錠剤の直径は7〜8mmといわれていますが，スローケー®錠は直径11.9mmと，他の錠剤と比べて大きな錠剤であるため，飲み込みにくく，残薬が生じていました。

　錠剤が飲み込めていないことから嚥下障害の可能性が推測されますが，スローケー®錠以外の薬は服用できており，食事摂取も問題なく，体重減少が認められないことから，嚥下障害はなし，あるいは加齢による軽度のものであると考えられます。必要であれば，反復唾液嚥下テスト（RSST）や改訂水飲みテスト（MWST）を行うことで嚥下機能を評価できます。

　錠剤が大きくて飲み込めない場合に，噛み砕いて飲み込んでいる患者もいますが，本症例のように徐放性製剤が処方されている場合，錠剤服用時に噛み砕いていないかという点に注意し確認する必要があります。また，スローケー®錠が内服できていないということは，低カリウム血症に陥っている可能性がありますし，もしもカリウム値が正常ならポリファーマシーであることがわかります。まず血清カリウム値や筋力低下などの症状を確認する必要があります。

アプローチ

①他剤（より小さな錠剤，散剤）への変更を医師に提案
②身体所見と血清カリウム値の確認により，薬の効果・副作用を確認

　嚥下機能が低下している患者にとって，大きな錠剤を内服することは

困難であり，また，無理な服用は誤嚥リスクを上昇させるとともに，アドヒアランスもコンプライアンスも低下させます。本症例では，スローケー®錠よりも小さな錠剤もしくは散剤へ変更することで，嚥下困難が解消し，飲みやすさは向上すると考えます。

しかし，スローケー®錠は徐放性製剤であり，服用回数が少ないのが利点です。他剤への変更により服用回数が増えるため，コンプライアンスには注意が必要であり，また，患者に対して服用回数が増える理由をしっかりと説明する必要があります。

剤形の変更によるコンプライアンス向上は，血清カリウム値に大きく影響します。血清カリウム値が高すぎても低すぎても不整脈を起こします。四肢のしびれ，筋力低下，動悸などの自覚症状の確認や，血清カリウム値の定期的な検査が必要であることを患者にも理解してもらえるよう説明します。適切な値をしっかりと保てるよう，毎日決められた用法・用量で内服してもらうことが重要です。

倉田 なおみ，熊木 良太（昭和大学薬学部）

パターン ⑩ 剤形上飲みにくい（2）
粉薬が歯に詰まって飲みづらい

日付			薬品名	残数
			酸化マグネシウム（0.5g／包）	15包

理由

	1	飲み忘れA	食直前、寝る前などのタイミングのずれ
	2	飲み忘れB	外出先に持参忘れ
	3	飲み忘れC	飲んだか忘れてしまうなど記憶があいまい
	4	理解不足A	服用方法の誤解
	5	理解不足B	薬の必要性
	6	受診の間隔のずれ	処方日数と受診日の間隔のずれ
	7	減量	
	8	副作用の発生	
	9	服薬拒否	薬は毒、注射がいやなどの心理的な理由
✔	10	剤形上飲みにくい	嚥下しにくい
	11	味	
	12	臭い	
	13	調節して飲んで良い指示を受けている	
	14	識別困難	
	15	ADL障害	麻痺などがあって服用・注射困難
	16	その他	

対処

	1	飲み忘れの対処方法指導と服用方法の工夫など
	2	ピルケースや財布などの携帯の工夫
	3	薬カレンダーや一包化など
✔	4	服薬指導（服用方法）
	5	服薬指導（薬効や併用の意味）
	6	次回予約日の確認と日数調整
	7	1日分処方？
	8	中止か継続の確認
	9	医療機関との連携協議
✔	10	剤形・投与方法の検討（簡易懸濁法など）
	11	GE・先発品の検討
	12	調剤方法の検討
	13	疑問があれば指示内容の確認
	14	ルーペや一包化など
	15	補助具や一包化など
	16	

S 粉薬は入れ歯に詰まって痛いから飲みたくない。

O 酸化マグネシウム（0.5g/包）15包の残薬あり。

A コンプライアンス不良。
上記Sより，歯に薬剤が詰まることが原因。

> 解決策
> - 医療機関に服薬状況を報告。
> - 散剤から速崩錠への変更を医師へ提案。

EP 少し大きめの錠剤への変更であるが，口の中ですぐに崩壊し，粒子も小さいため歯に詰まることがないため，飲みやすくなることを説明。

OP 変更後のコンプライアンスや排便状況の確認。

● 症例

80歳，男性。3年前に過活動膀胱を指摘され，ベシケア®OD錠投与開始。抗コリン作用による副作用の便秘を軽減する目的で，酸化マグネシウムを服用。

患者からの情報

- 妻と2人暮らし。
- ADL自立。
- 食事は3食，しっかり食べている。
- 家にいることが多く，運動量は少ない。
- 排便は週1〜2回程度。排ガスはあるが，便は硬く，量は少なめ。

処方薬

ベシケア®OD錠5mg　　　　　1回1錠（1日1錠）　1日1回　朝食後
酸化マグネシウム（0.5g/包）　1回1包（1日3包）　1日3回　毎食後

● アセスメントのポイント

散剤は口腔内に残りやすく，錠剤よりも飲みづらいことがあります。
散剤の飲みづらさを改善するには，オブラートや服薬補助ゼリーを用いるなど，さまざまな方法が考えられます。本症例では，酸化マグネシ

ウムの固い粒状の粉薬が入れ歯に詰まって痛みを感じていることから，剤形を速崩錠へ変更するのが最も適切だと思います。

　少し大きな口腔内崩壊錠や速崩錠は飲みにくそうな印象を受けますが，実際には口腔内で速やかに崩壊します。加えて，口腔内で崩壊することを想定して作られているため，口腔内で味やにおいがしっかりとマスクされるよう設計されており，味覚や嗅覚の面でも非常に飲みやすい剤形です。

アプローチ

①速崩錠への変更を医師に提案
②速崩錠の飲みやすさを患者に理解してもらう

　酸化マグネシウムの散剤は，重質酸化マグネシウムを使用しています。そのため，用量は少ないのですが，水中で沈殿しやすく，粒状でもあるため口腔内に残りやすいと考えられます。粒子が固いことも歯に挟まり痛くなる原因となります。独特なにおいを嫌う患者も少なくありません。

　一方，マグミット®錠は，軽質酸化マグネシウムを使用して錠剤にしたものです。錠剤なので扱いやすく，口腔内で速やかに崩壊するのに加え，粒子径が小さく舌触りも良いです。味やにおいがマスキングされており，少ない不快感で内服できるというメリットを患者に説明することでコンプライアンスの改善が期待できます。

　本症例では，酸化マグネシウムが便秘症に対して使用されているので，剤形変更により排便状況が改善しているかどうかをフォローして確認する必要があります。具体的には，排便回数，便の量・性状などを確認します。

　また，高齢者では加齢に伴う腎機能低下が考えられるため，高マグネシウム血症に注意し，採血により血清マグネシウム値を確認します。高マグネシウム血症による悪心・嘔吐，口渇，血圧低下，徐脈，皮膚潮紅，筋力低下，傾眠などの初期症状の発現に注意します。

倉田 なおみ，熊木 良太（昭和大学薬学部）

MEMO

パターン ❿ 剤型上飲みにくい (3)
経口投与から経管投与への変更

日付		薬品名	残数
		メネシット	18錠
		グラマリール細粒	22包
		マグミット錠	15錠

理由

	1	飲み忘れA	食直前、寝る前などのタイミングのずれ
	2	飲み忘れB	外出先に持参忘れ
	3	飲み忘れC	飲んだか忘れてしまうなど記憶があいまい
	4	理解不足A	服用方法の誤解
	5	理解不足B	薬の必要性
	6	受診の間隔のずれ	処方日数と受診日の間隔のずれ
	7	減量	
	8	副作用の発生	
	9	服薬拒否	薬は毒、注射がいやなどの心理的な理由
✔	10	剤形上飲みにくい	嚥下しにくい
	11	味	
	12	臭い	
	13	調節して飲んで良い指示を受けている	
	14	識別困難	
	15	ADL障害	麻痺などがあって服用・注射困難
	16	その他	

対処

	1	飲み忘れの対処方法指導と服用方法の工夫など
	2	ピルケースや財布などの携帯の工夫
	3	薬カレンダーや一包化など
✔	4	服薬指導（服用方法）
	5	服薬指導（薬効や併用の意味）
	6	次回予約日の確認と日数調整
	7	1日分処方？
	8	中止か継続の確認
✔	9	医療機関との連携協議
✔	10	剤形・投与方法の検討（簡易懸濁法など）
	11	GE・先発品の検討
	12	調剤方法の検討
	13	疑問があれば指示内容の確認
	14	ルーペや一包化など
	15	補助具や一包化など
	16	

- **S** なし
- **O** 従来からのパーキンソン病の悪化により嚥下困難となり，胃瘻造設。
- **A** 胃瘻を造設しており，栄養と薬物は経管投与となる。
薬物に関しては簡易懸濁法にて投与する。
- **P**

> **解決策**
> - 簡易懸濁法の導入を主治医，患者家族へ提案。
> - 経口投与から簡易懸濁法への変更に伴う処方薬変更を提案。

- **OP** 簡易懸濁法の手技。
パーキンソン病の症状。
排便状況。
- **EP** 簡易懸濁法の手技を患者家族へ説明。

症例

85歳，男性。15年前にパーキンソン病と診断され，治療開始。病状の進行により嚥下困難となり，胃瘻造設となった。

患者家族からの情報

- 妻と2人暮らし。
- 寝たきり状態。
- 訪問看護が週3回あり。

処方薬

メネシット®配合錠250　1回1錠（1日3錠）　1日3回　毎食後
グラマリール®細粒10％　1回25mg（1日3錠）　1日3回　毎食後
マグミット®錠330mg　1回1錠（1日3錠）　1日3回　毎食後

アセスメントのポイント

　胃瘻を造設した患者で経口投与から経管投与に移行した症例です。このような症例での投薬には簡易懸濁法が有効です。
　簡易懸濁法導入時に気を付けなければならない点として，

・薬剤の簡易懸濁の可否
・簡易懸濁時の配合変化
・患者家族への説明

などが挙げられます。

アプローチ

①医師に下記を提案
　・簡易懸濁法での投与
　・グラマリール®細粒からグラマリール錠への変更
②患者家族に下記について説明
　・簡易懸濁法の手技
　・メネシット®配合錠とマグミット®錠の懸濁時の注意点

　本症例では，グラマリール®細粒からグラマリール®錠への変更が必要です。グラマリール®細粒は，疎水性のコーティングにより発泡スチロールのように浮いてしまい，注入器に吸い取ることができません。簡易懸濁可能なグラマリール®錠は，亀裂を入れるとそこから水が浸透し，錠剤に含まれる崩壊剤が膨潤し錠剤が崩壊します。

　メネシット®錠とマグミット®錠は同時に懸濁すると配合変化を生じるため，別々の注入器での崩壊・懸濁が必要です。一方，同時投与については，胃内に大量の胃酸があるため問題ありません。患者家族や訪問介護のスタッフに対しても情報提供や服薬支援を行う必要があります。

倉田 なおみ，熊木 良太（昭和大学薬学部）

MEMO

パターン ⑩ ⑯ 剤型上飲みにくい（4）
ジェネリックの検討により残薬が改善

日付		薬品名	残数
		酸化マグネシウム散	104 包

理由

	1	飲み忘れ A	食直前、寝る前などのタイミングのずれ
	2	飲み忘れ B	外出先に持参忘れ
	3	飲み忘れ C	飲んだか忘れてしまうなど記憶があいまい
	4	理解不足 A	服用方法の誤解
	5	理解不足 B	薬の必要性
	6	受診の間隔のずれ	処方日数と受診日の間隔のずれ
	7	減量	
	8	副作用の発生	
	9	服薬拒否	薬は毒、注射がいやなどの心理的な理由
✔	10	剤形上飲みにくい	嚥下しにくい
	11	味	
	12	臭い	
	13	調節して飲んで良い指示を受けている	
	14	識別困難	
	15	ADL障害	麻痺などがあって服用・注射困難
✔	16	その他	経管チューブ閉塞による残薬

対処

	1	飲み忘れの対処方法指導と服用方法の工夫など
	2	ピルケースや財布などの携帯の工夫
	3	薬カレンダーや一包化など
	4	服薬指導（服用方法）
	5	服薬指導（薬効や併用の意味）
	6	次回予約日の確認と日数調整
	7	1日分処方？
	8	中止か継続の確認
	9	医療機関との連携協議
	10	剤形・投与方法の検討（簡易懸濁法など）
✔	11	GE・先発品の検討
✔	12	調剤方法の検討
	13	疑問があれば指示内容の確認
	14	ルーペや一包化など
	15	補助具や一包化など
✔	16	簡易懸濁法により経管投与可能な製剤への変更を提案

S チューブに粉薬が詰まって飲めないので，薬が余っている。

O 鼻腔チューブが閉塞し，酸化マグネシウムの散剤が残薬となっている。

A チューブ閉塞によるアドヒアランス不良。

EP 酸化マグネシウムの散剤を錠剤（マグミット®）に変更し，簡易懸濁法で投与可能になることを医師に提案し，了承された。剤形変更により服用可能，残薬解消となった。

OP 変更後の便秘の効果を観察する。

症例

83歳，男性。嚥下困難のため薬が服用しにくく，経管投与の際に薬が詰まる。胃がんで胃を1/3切除する手術の後，理由は不明だが，食べ物を嚥下しにくいことがわかり，栄養も薬剤も経鼻投与となった。入院中，便秘に対し，持参薬の酸化マグネシウムの散剤を他の薬と一緒に簡易懸濁法で溶かして投与していたが，チューブ閉塞で便秘が悪化したため，薬がさらに増量となり，残薬が生じていた。

アセスメントのポイント

患者の退院後，薬剤師が在宅訪問を行った際に，酸化マグネシウムが8Fの細いチューブを閉塞している可能性が考えられた。

残薬解消策とGE，簡易懸濁法

嚥下困難があると，処方せんでは錠剤粉砕や散剤への変更が指示されますが，在宅の介護現場では，ヘルパーさんが薬をすり潰して，ふりかけのようにご飯にかけて飲ませていることもあります。

酸化マグネシウムは散剤ではチューブを閉塞しますが，GEの錠剤はむしろ水に懸濁しやすく，簡易懸濁法により安全に投与できます。実際に本症例では，医師・患者にGEのマグミット錠への変更を提案し，チューブを閉塞させずに服用することができました。

その後，嚥下の訪問リハビリを受けながら，処方された全ての薬を簡易懸濁法で溶かしてストローで飲み込めるようになりました。「一番おいしいものは何ですか？」と質問すると，「喉を通るものがおいしいと，

チューブで食事をするようになってわかった。口できちんと飲みこめる薬を薬剤師さんに選んでもらったおかげ。溶けやすい薬に変更してもらい，安心して飲めるようになった」と喜ばれました。

アプローチ

　簡易懸濁法は，鼻からチューブを入れる経鼻経管栄養法の患者や，胃瘻・腸瘻を造設した患者に適する経管投与法です。簡易懸濁法で懸濁し，安全に投与できる製剤があります。

　この事例では，簡易懸濁法が可能なGEに変更しましたが，そのほかにもアドヒアランス向上につながる特長をもつGEが[1]あります。以下に，その例を紹介します。

嚥下しやすい・つまみやすいGE

　湿性錠は，錠剤にある多数の細孔が水を含むと，速やかに水が浸透し崩壊しますが，普通錠と変わらない硬度をもちます。高齢者でもつまみやすい大きさが研究されています。

苦味をマスキングし，崩壊しやすいGE

　筆者が以前経験した在宅訪問の例では，全盲の患者が服薬の際，苦味のある錠剤だけを吐き出したため，それが残薬となり，服薬アドヒアランス不良で血圧上昇が引き起こされていました。このような例では，苦味をマスキングする製剤的工夫がされたGEを選択すると，服薬支援につながります。

苦味をマスキングし，嚥下しやすいGE

　ファモチジンD錠「サワイ」は苦味が抑えられたOD錠です。また，東和薬品のRACTAB技術を用いた製剤は，苦味をマスキングする機能性薬物粒子と速崩性粒子が合わせられています。

識別しやすく，調剤ミス・重複を防ぐGE

　高齢者では視力が低下し，薬を区別しにくい場合もみられます。そのような場合，錠剤にインクジェットなどで薬剤名が印字されているGEが役立ちます。また，GS1データバーコードが表記されている薬など，調剤監査システムで調剤ミスを防ぐ工夫もなされているほか，患者自身

も識別しやすいようデザインなどが工夫されているGEもあります。

　在宅で療養する高齢者では，嚥下能力が低下し，口で食べ物や薬をうまく飲み込むことが困難な事例にしばしば遭遇します。高齢者の嚥下障害は，歯の喪失による咀嚼機能の低下や嚥下反射の衰え，さらに最近では，サルコペニア（加齢性筋肉減少症）による筋力低下も一因といわれます。

　在宅では，薬の嚥下しやすさや味，識別性，簡易懸濁法の適応可否，一包化調剤時の安定性などがしばしば問題となり，それらにより服用できずに残薬となった結果，効果が発揮されずに追加処方が必要となり，ポリファーマシーとなることがあります。

　実際の服薬の現場に足を運ぶことが，患者の服用状況に合った剤形やGEの選択へとつながります。その際，薬学的視点でのGEの選択眼が患者の服薬支援と残薬解消に役立ちます。

　GEの使用は，ポリファーマシーによる医療費・薬剤費の高騰という問題解決につながるだけでなく，高齢者に嚥下しやすい・つまみやすい，一包化しても吸湿しにくい，味が改良されているといった付加価値のあるGEを選択することでアドヒアランスの改善も期待できます。

　一方で，一般名処方やGEの商品名，先発品の商品名による処方記載が混在するため，成分の重複に気づきにくいことがポリファーマシーの新たなリスクともなります。すなわち，GEの使用により発生する残薬と，GEの使用・変更により改善する残薬があります。

篠原 久仁子（フローラ薬局）

参考文献

1）北 和也 編，篠原久仁子：実践！さよならポリファーマシー，pp303-314，じほう，2016

パターン ⑪
味：苦味によるコンプライアンス不良

日付		薬品名	残数
		十全大補湯	46 包

理由

	1	飲み忘れA	食直前、寝る前などのタイミングのずれ
	2	飲み忘れB	外出先に持参忘れ
	3	飲み忘れC	飲んだか忘れてしまうなど記憶があいまい
	4	理解不足A	服用方法の誤解
	5	理解不足B	薬の必要性
	6	受診の間隔のずれ	処方日数と受診日の間隔のずれ
	7	減量	
	8	副作用の発生	
	9	服薬拒否	薬は毒、注射がいやなどの心理的な理由
✔	10	剤形上飲みにくい	嚥下しにくい
✔	11	味	
✔	12	臭い	
	13	調節して飲んで良い指示を受けている	
	14	識別困難	
	15	ADL障害	麻痺などがあって服用・注射困難
	16	その他	

対処

	1	飲み忘れの対処方法指導と服用方法の工夫など
	2	ピルケースや財布などの携帯の工夫
	3	薬カレンダーや一包化など
✔	4	服薬指導（服用方法）
	5	服薬指導（薬効や併用の意味）
	6	次回予約日の確認と日数調整
	7	1日分処方？
	8	中止か継続の確認
	9	医療機関との連携協議
✔	10	剤形・投与方法の検討（簡易懸濁法など）
	11	GE・先発品の検討
	12	調剤方法の検討
	13	疑問があれば指示内容の確認
	14	ルーペや一包化など
	15	補助具や一包化など
	16	

- **S** 漢方薬は量が多く，ザラザラしていて飲みにくい。漢方薬の味・においも苦手。
- **O** 残薬は十全大補湯が46包。
- **A** 漢方薬独特の粒径，味・においによるコンプライアンス不良。
半年前より処方されているが，最近はあまり服用していない様子。
- **EP** 飲みにくい場合は，少量の水やぬるま湯に溶かして飲むことを勧める。その場合，沈澱物を無理に服用する必要がないことも説明する。それでも飲めない場合は，水オブラート法を用いて服薬するように支援。
- **OP** 服薬コンプライアンスの確認。
身体所見，血清カリウム値の確認。

> **解決策**
> - 医療機関へ服薬状況を報告。
> - 水オブラート法の手順を説明し，利用してもらう。
> - 食前に飲み忘れるようであれば，食後服用の提案。

症例

63歳，女性。半年前に胃がんを指摘され，胃切除術施行。アジュバント療法として，ティーエスワン®を内服中。

患者本人からの情報

- 独居。
- ADL自立。
- 骨粗鬆症を指摘されたことがある。

処方薬

ツムラ十全大補湯エキス顆粒	1回1包（1日3錠）	1日3回	毎食前
ティーエスワン®OD錠	1回1錠（1日2錠）	1日2回	朝夕食後
ワンアルファ®錠0.5μg	1回1錠（1日1錠）	1日1回	朝食後
アスパラ®-CA錠200	1回2錠（1日6錠）	1日3回	毎食後
セレコックス®錠200mg	1回1錠（1日2錠）	1日2回	朝夕食後

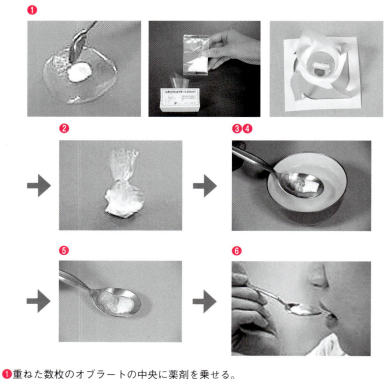

❶重ねた数枚のオブラートの中央に薬剤を乗せる。
❷オブラートの端のほうを寄せ集め，ねじり，薬剤がこぼれないよう包み込む。
❸薬剤を包み込んだオブラートをスプーンに乗せる。
❹水を入れた湯のみなどにスプーンを浸し，オブラートを水に濡らす。
❺誤嚥しないように水分をよく切る。
❻口の中に入れ，そのまま飲み込む。

● 図　水オブラート法の手順

アセスメントのポイント

　漢方薬は薬の嵩が大きく，独特の味・においがあるため，服薬コンプライアンスが低下しやすい薬剤の一つです。
　また，用法は食前もしくは食間であり，服用のタイミングが他の薬剤と異なるため，飲み忘れやすく，これもコンプライアンス不良の要因になります。

本症例では，薬の大きさが原因ではなく味が苦手で飲めないとのことであれば，少量の水やぬるま湯に溶かすよりも水オブラート法を用いて，味をマスクすることがコンプライアンスの向上につながると考えられます。また，オブラートを用いることで，味が改善されるだけでなく飲みやすさも向上します。

アプローチ

水オブラート法を説明し，試してもらう

　水オブラート法では，オブラートが水分を含むことでぬめりが出てきて，ツルンと飲み込むことができます（図）。また，オブラートが味・においをマスクし，飲みやすくします。

　しかし，薬によってはオブラートに包むと効果がなくなるため，注意が必要です。例えば，苦味健胃薬（サンショウ，センブリ，トウヒなど）は，口腔内で苦みを感じることにより消化液の分泌を促進し，効果を発揮します。そのため，オブラートで味をマスクしてしまうと効果が失われてしまう可能性があります。介護施設などでは，苦味を嫌がりオブラートに包んでしまうケースも多いため，注意が必要です。

　漢方薬の服用の際に注意しなければならないのは，甘草による偽アルドステロン症です。コンプライアンスの向上に伴い，甘草の摂取量が増加します。低カリウム血症による症状（筋力低下，四肢のしびれ，浮腫，不整脈）の発現の有無や血清カリウム値の確認を行う必要があります。

倉田 なおみ，熊木 良太（昭和大学薬学部）

パターン ⑫

におい：服薬時の薬の嫌なにおいの訴え

日付		薬品名	残数
		朝の薬のみ	8包

理由

	1	飲み忘れA	食直前、寝る前などのタイミングのずれ
	2	飲み忘れB	外出先に持参忘れ
	3	飲み忘れC	飲んだか忘れてしまうなど記憶があいまい
	4	理解不足A	服用方法の誤解
	5	理解不足B	薬の必要性
	6	受診の間隔のずれ	処方日数と受診日の間隔のずれ
	7	減量	
	8	副作用の発生	
	9	服薬拒否	薬は毒、注射がいやなどの心理的な理由
	10	剤形上飲みにくい	嚥下しにくい
	11	味	
✓	12	臭い	
	13	調節して飲んで良い指示を受けている	
	14	識別困難	
	15	ADL障害	麻痺などがあって服用・注射困難
	16	その他	

対処

	1	飲み忘れの対処方法指導と服用方法の工夫など
	2	ピルケースや財布などの携帯の工夫
	3	薬カレンダーや一包化など
	4	服薬指導（服用方法）
	5	服薬指導（薬効や併用の意味）
	6	次回予約日の確認と日数調整
	7	1日分処方？
	8	中止か継続の確認
	9	医療機関との連携協議
	10	剤形・投与方法の検討（簡易懸濁法など）
	11	GE・先発品の検討
✓	12	調剤方法の検討
	13	疑問があれば指示内容の確認
	14	ルーペや一包化など
	15	補助具や一包化など
	16	

パターン12　におい：服薬時の薬の嫌なにおいの訴え

S 一包化された朝の薬を飲むとき，変なにおいがする。

O 朝の分包紙のみ残薬あり。
朝食後に服用する薬剤の分包紙を開けると，ヨーグルト臭あり。

A コンプライアンスは保たれているが，服薬時の嫌なにおいに関する訴えあり。
薬剤は一包化されているが，におうのは朝食後の薬のみであることから，においの原因はオルメテック®OD錠と考えられる。

EP においの原因がオルメテック®OD錠であることを説明。
また，薬の品質には問題がないことを説明し，継続して内服するよう指導。

OP 血圧モニタリング，頭痛，肩こりなどの症状確認，コンプライアンス確認。

> **解決策**
> - においが気になるようであれば，オルメテック®OD錠のみPTPシートのまま調剤する。
> - どうしても一包化がよければ，ほかのARBへの変更を医師に提案。

症例

68歳，女性。15年前より高血圧，脂質異常症により○△医院通院中。
最近，腰に痛みを訴え，歩行に支障が出るようになり，整形外科を受診したところ，腰部脊柱管狭窄症と診断された。

患者本人からの情報

- 独り暮らし。
- ADL自立，杖歩行。
- 内服は一包化されており，コンプライアンスは良好。

処方薬

オルメテック®OD錠20mg	1回1錠（1日1錠）	1日1回	朝食後
アダラート®L錠10mg	1回1錠（1日2錠）	1日2回	朝夕食後
マグミット®錠330mg	1回1錠（1日3錠）	1日3回	毎食後
リピトール®錠10mg	1回1錠（1日1錠）	1日1回	夕食後
ロキソニン®錠60mg	1回1錠（1日3錠）	1日3回	毎食後
ムコスタ®錠100mg	1回1錠（1日3錠）	1日3回	毎食後
オパルモン®錠5μg	1回1錠（1日3錠）	1日3回	毎食後

アセスメントのポイント

　味・においは，服薬コンプライアンスの低下の原因になります。特に原因不明の異臭は患者に薬剤への不信感を募らせ，1～2回は我慢できたとしても，毎日飲むとなるとコンプライアンスの低下を招くことになります。したがって，異臭の原因を解明することが求められます。

　本症例では，朝食後に飲む薬剤の分包紙がにおうことから，オルメテックOD錠のにおいが原因であると考えられます。同剤の添付文書には，「においはないか，又はわずかに特異なにおいがある」との記載があり，一包化したことでにおいが増強されたと考えられます。

　患者に，においの原因についてしっかりと説明し，品質には特に問題がないということを理解してもらうのが大切です。

アプローチ

> ①においの原因を説明し，品質に問題ないことを理解してもらう
> ②オルメテック®OD錠のみ，PTPシートのまま調剤する
> ③一包化を希望する場合には，他のARBへの変更を医師に提案

　オルメテックOD錠は，エステル結合されたプロドラッグですが，空気中の水分との反応により，エステル結合が一部外れてしまいます。その際に発生するジアセチルが，においの原因です。ジアセチル自体は有害ではなく，オルメテック®OD錠の品質にも問題はありません。このことを患者に理解してもらえるよう説明する必要があるでしょう。

　どうしてもにおいが気になる場合は，PTPシートのまま調剤するのが有効です。PTPシートで保存されているため，一包化するよりも湿気に強く，また，オルメテック®のPTPシートはジアセチルを吸収するよう設計されているため，服用時のにおいが軽減します。

　また，オルメテック®OD錠は，メトホルミン塩酸塩と一緒に一包化すると変色することが添付文書上にも記載されており，このことからもオルメテック®OD錠はPTPシートでの調剤が望ましいといえます。

　本症例の場合，薬剤は一包化されているため，PTPシートでの調剤

はオルメテック®OD錠の飲み忘れにつながる可能性があります。患者とよく話し合ったうえ，オルメテック®OD錠をPTPシートのまま調剤するか，一包化可能な他のARBへの変更を医師に提案するか，いずれかが望ましいと考えられます。

倉田 なおみ，熊木 良太（昭和大学薬学部）

パターン ❶⓹
ADL 障害

日付		薬品名	残数
		朝，昼，夕，就寝前　一包化 7 薬品	?
		マグミット錠 250mg	40 錠
		キサラタン点眼液 0.005%	1 本
		ミリステープ 5mg	44 枚

理由

	1	飲み忘れ A	食直前、寝る前などのタイミングのずれ
	2	飲み忘れ B	外出先に持参忘れ
	3	飲み忘れ C	飲んだか忘れてしまうなど記憶があいまい
	4	理解不足 A	服用方法の誤解
✔	5	理解不足 B	薬の必要性
	6	受診の間隔のずれ	処方日数と受診日の間隔のずれ
	7	減量	
	8	副作用の発生	
	9	服薬拒否	薬は毒、注射がいやなどの心理的な理由
	10	剤形上飲みにくい	嚥下しにくい
	11	味	
	12	臭い	
✔	13	調節して飲んで良い指示を受けている	
	14	識別困難	
✔	15	ADL 障害	麻痺などがあって服用・注射困難
	16	その他	

対処

	1	飲み忘れの対処方法指導と服用方法の工夫など
	2	ピルケースや財布などの携帯の工夫
✔	3	薬カレンダーや一包化など
✔	4	服薬指導（服用方法）
✔	5	服薬指導（薬効や併用の意味）
	6	次回予約日の確認と日数調整
	7	1 日分処方？
	8	中止か継続の確認
	9	医療機関との連携協議
	10	剤形・投与方法の検討（簡易懸濁法など）
	11	GE・先発品の検討
	12	調剤方法の検討
	13	疑問があれば指示内容の確認
	14	ルーペや一包化など
✔	15	補助具や一包化など
	16	

S 家族は毎日仕事で大変なので，家族に服薬管理をして欲しくない。
一包化の袋から取り出した薬がうまく服用できずに床などに落下してしまう。
マグミット®錠250mgをPTP包装から取り出すとき歯を使い取り出していてとても不快感がある。
キサラタン®点眼液0.005％の蓋を取る時も歯を使っている。また点眼がうまくできない。
ミリス®テープ5mgを片手で貼るのが大変。つい忘れがちで貼らないこともある。
睡眠がうまく取れていない。食欲もなく，便秘気味である。

O 残薬は，一包化の薬では，28日処方中　朝8包，昼22包，夕9包，就寝前14包
ただし，一包化の袋から取り出した薬がうまく服用できずに床に落ちたりしているので正確な未服用数は不明。
マグミット®錠250mgは自己調節しているため，残薬はあるが不都合な残薬ではないと思われる。
キサラタン®点眼液0.005％はたくさん残っているとは言えないが，正しく点眼ができていない。
ミリス®テープ5mgは残薬44枚。

A コンプライアンス不良。
飲み忘れによる残薬だけではなく、利き手側の片麻痺が内服薬の服用や外用剤の使用を困難にしている。

CP 医師に現状や残薬を報告し，処方せんに反映してもらう。
自助による服薬が正しくできるようにいくつかの補助具を試してみる。
薬はお薬カレンダーにセットし，ベッドの脇の手が届きやすい場所に吊るす。
ミリス®テープ5mgを朝の一包化薬と一緒にお薬カレンダーのポケットにセットし，忘れないようにする。

EP 今一度，本人だけでなく家族も含め薬の作用，必要性を理解してもらうように説明する。
ミリス®テープ5mgの貼付については本人に納得してもらい，家族に介助をお願いする。

OP アドヒアランスと残薬の確認。床に落下した薬の有無の確認。
服薬支援ツールの使用の可否，良否確認。
食欲，睡眠，排泄などの確認。

症例

87歳，女性。11年前に脳梗塞で右半身麻痺。7年前に腰椎圧迫骨折，2年前に右膝蓋骨骨折手術。右上肢完全麻痺拘縮あり，右下肢不全麻痺により下腿装具装着。室内短距離の移動は4点杖を使用し可能だが，息切れも強く，自室外では自助により車椅子へ移乗し自操。

医師の患者情報提供書より

- 家族への気兼ねから，家族に薬剤を管理してもらうことは強く拒否。薬剤師による薬剤訪問管理は受容できる。
- 疾患：脳梗塞後遺症（右麻痺），狭心症，脂質代謝異常，白内障両眼手術後，緑内障，胃食道逆流症

介護被保険者証より

- 要介護2

家族ならびにケアマネジャー（ケアプランフェイスシート）より

- ADLランク：B2，認知症レベル：Ⅱb
- 家族構成は本人，長男夫婦，孫（長男の子）夫婦，曾孫2人と4世代で同居（夫は死別）。
- 主介護者は長男の妻。専業農家で多忙を極め，自身も2年前に膝を手術しており介護に専念できる状況ではないが，眼科への通院時は送迎を行っている。
- ほとんどの時間をベッド上で過ごしているが，移動は車椅子に自助で移乗し自操。排泄は自室内のポータブルトイレで自助により可。
- 食事は，朝夕は家族と一緒の食卓でとるように努めているが，ベッド上での食事も多い。朝食時は家族が揃うが，昼食は各自が別々にとり，夕食も農繁期などの季節によっては家族バラバラでとっている。

処方薬

薬剤	量	用法	
パナルジン®錠100mg	1錠	1回1錠　朝食後	一包化
ケタス®カプセル10mg	3カプセル	1回1カプセル　毎食後	
サアミオン®錠5mg	2錠	1回1錠　朝夕食後	
リポバス®錠5	1錠	1回1錠　夕食後	
タケプロン®OD錠15	1錠	1回1錠　朝食後	

エバミール®錠1.0	1錠	1回1錠　就寝前	⎤ 一包化
グラマリール®錠25mg	1錠	1回1錠　就寝前	⎦
マグミット®錠250mg	2錠	1回1錠　朝夕食後	……自己調節可
ミリス®テープ5mg		1日1回1枚　貼付	

眼科処方

キサラタン®点眼液0.005%　　　1日1回 1回1滴 両眼点眼

アセスメントのポイント

　身体の障害，特に脳梗塞の後遺症である片麻痺は，患者個々にさまざまな身体動作の問題を引き起こします。麻痺，拘縮，痛み，筋力低下の部位やその程度，状況などをあらゆる視点で観察していかなければなりません。ほんの少しの差異が生じただけでも動作に及ぼされる弊害は大きく，通常であれば可能なはずの動作ができないということも多々あります。

　その患者の残存能力がどの程度かを見極めるには，実際の服薬動作を生活の現場で観察することが最も重要です。

　この患者は，脳梗塞の後遺症による片麻痺によって，左手（利き手ではない）で服薬せざるを得ない状況にあります。また，白内障両眼手術後と緑内障による視力の問題もあり，残薬や落下紛失などが未服用の原因ともなっています。片手（特に利き手ではないほうの手）で，①PTP包装や一包化の袋から薬を取り出して内服する，②点眼剤の蓋を開け点眼する，③貼付剤を袋から取り出し，フィルムを剥がし身体に貼付する——のはかなり困難です。

　それらの行為が必要な場合は，介護者がいて，正しい病識・薬識のもとに必要な服薬介助・補助をしてくれる状況が整い，患者もそれを受容する気持ちがあればよいのですが，実際にはこの患者のように，"自分のことは何とか自分でしたい"，"家族に迷惑をかけずにいたい"という気持ちが強い高齢者が多く見受けられます。そのような気持ちから無理をしていることも多く，疲れてしまって，気付かないうちに服薬もおろそかになってしまい，残薬や間違った服薬，未服用の原因となっていることも多々あります。

アプローチ

　多様な内服薬だけでなく点眼剤や貼付剤なども含め，薬を指示通り決まった時間に使用したり，また，頓服薬を必要時に服用したり，外用剤のデバイスを正しく使うのは，障害のない高齢者であっても，かなり難しいことです。ましてや身体に限らず認知機能に障害のある患者にとっては，さらに難しくなります。

　本症例のように，脳梗塞により利き手側に片麻痺が後遺症として残った場合は，服薬でさまざまな問題が生じます。また，脳血管性の認知症の発症とその悪化も考えておかなければなりません。

　この患者に関する主な問題点は，以下の通りです。

①家族に対する気兼ねから，家族による薬の管理を強く拒否。そのため，家族も患者の薬について理解がおろそかになっていた。

②一包化薬を内服する際，袋を開封する動作中に薬を落としてしまったが捜し出すことができず，また，億劫がってそのまま未服用になっていた。その結果として，不眠や食欲低下も生じていたと考えられる。

③自己調節可のマグミット錠250mgをPTP包装のまま投薬していたが，患者に開封ツールを紹介していなかった。そのため，患者は歯を使ってPTP包装から薬を出しており，アルミ包装を歯で噛む不快感を毎日我慢していたと考えられる。

④点眼剤の蓋も歯を使って開封していた。また，点眼も利き手ではない左手で行うため，きちんとできていないようだった。

⑤ミリステープ5mgは，片手で包装から取り出し，フィルムを剥がし身体に貼るという作業が難しいためか，44枚の残薬があった。

問題点①へのアプローチ

　幸い，この患者は薬剤師による服薬指導・支援を受容できていることから，薬剤師が説明・説得することによって，拒否していた家族の服薬介助についても必要時は受け入れるようになりました。

問題点②へのアプローチ

②が大きな問題でした。薬がどこに行ったのかわからないという状況で，本当の残薬数を把握するのも難しかったのです。問題解決のため，一包化薬の袋をスムーズに開封できる方法を検討しました。

まず，図1のようなテーブル付きレターオープナーを試してもらいました。しかし，高齢のため見慣れないものには不安があるのか，使用は難しいという結果になりました。そこで試してもらったのが図2のツールです。これにより片手でも一包化薬の袋をはさみで切りやすくなり，この患者も薬を落とさずに開封することが可能になりました。また，図3の「お薬キャッチ君」を使用してもらうことによって，薬をバラバラに落としてしまうこともなくなりました。なお，このツールは速乾性手掌消毒液の容器から作製したものです。

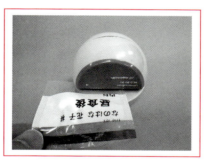

●図1　テーブル付きレターオープナー

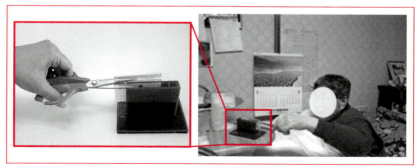

●図2　一包化薬ハサミ開封用セットツール

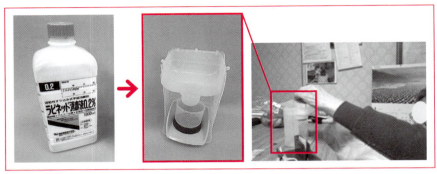

● 図3　お薬キャッチ君

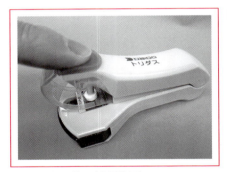

● 図4　トリダス（大同化工）

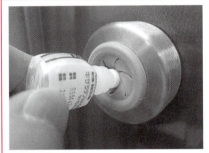

タオルホルダーの内側の底にゴムスポンジを装着し，深さと摩擦を調節した

● 図5　押し込み式タオルホルダーを利用した点眼剤の開封用ツール

問題点③へのアプローチ

　歯を使ってPTP包装からマグミット錠250mgを取り出すたびに不快な思いをしていましたが，トリダス（図4）を使うことで片手でも簡単に取り出せるようになりました。

問題点④へのアプローチ

　点眼剤の蓋は歯を使って開けていましたが，「押し込み式タオルホルダー」（図5）を使用してもらうようにしました。また，図6の補助具を使用してもらい，利き手でない左手だけでも正確に点眼できるようになりました。

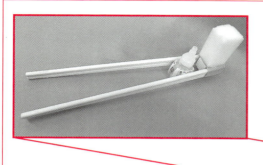

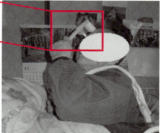

割りばし,消しゴム,スポンジで作製した点眼補助具

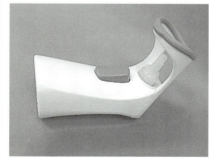

現在使用している点眼補助具「ザライーズ」(ファイザーの頒布品。キサラタン®とザラカム®専用)

●図6 点眼補助具

問題点⑤へのアプローチ

8段お薬カレンダーの「朝」のポケットに内服薬と一緒にセットし,家族が使用を介助するということで納得していただきました。これにより,家族も患者の薬について意識できるようになりました。

これらの支援により処方薬の正しい服用・使用が可能となり,残薬は自己調節可能な便秘薬以外はほとんどなくなりました。また,排便をうまくコントロールでき,睡眠も十分とれるようになり,食欲も出てきました。

金井 秀樹(なのはな調剤薬局)

パターン ⑯
その他：経済的な理由で薬を節約

日付		薬品名	残数
		ベイスン (0.3)	93
		メバロチン	31
		ブロプレス (12)	30

理由

	1	飲み忘れ A	食直前、寝る前などのタイミングのずれ
	2	飲み忘れ B	外出先に持参忘れ
	3	飲み忘れ C	飲んだか忘れてしまうなど記憶があいまい
	4	理解不足 A	服用方法の誤解
	5	理解不足 B	薬の必要性
	6	受診の間隔のずれ	処方日数と受診日の間隔のずれ
	7	減量	
	8	副作用の発生	
	9	服薬拒否	薬は毒、注射がいやなどの心理的な理由
	10	剤形上飲みにくい	嚥下しにくい
	11	味	
	12	臭い	
	13	調節して飲んで良い指示を受けている	
	14	識別困難	
	15	ADL 障害	麻痺などがあって服用・注射困難
✔	16	その他	経済的理由により薬を節約

対処

	1	飲み忘れの対処方法指導と服用方法の工夫など
	2	ピルケースや財布などの携帯の工夫
	3	薬カレンダーや一包化など
	4	服薬指導（服用方法）
	5	服薬指導（薬効や併用の意味）
	6	次回予約日の確認と日数調整
	7	1 日分処方？
	8	中止か継続の確認
	9	医療機関との連携協議
✔	10	剤形・投与方法の検討（簡易懸濁法など）
✔	11	GE・先発品の検討
	12	調剤方法の検討
	13	疑問があれば指示内容の確認
	14	ルーペや一包化など
	15	補助具や一包化など
	16	

パターン16　その他：経済的な理由で薬を節約　113

S 15年間来局している患者が年金暮らしとなったが，現在の薬代が1万円以上と負担が大きくて支払えない。そのため，薬をなるべく間引きして飲むよう節約して残薬をつくり，受診間隔を空けるようにしている。

O 処方された薬の半分くらいが残薬となっている。それでも血圧は120台/70台と安定している。

A 服薬アドヒアランス不良（半量くらいしか飲めていない）だが，血圧良好。
【理由】経済的な理由から残薬をつくり，受診間隔を倍の長さに空け，薬代も半分になるようにしている。

EP 本当の服薬状況を医師に話し，半量服用での血圧であることを伝えてよいか確認したうえで，一緒に解決策を検討する。

> 解決策
> - ジェネリック医薬品（GE）に切り替える。経済的な理由による切り替えだが，医療の質を落とさず継続可能な薬を検討する。
> - 本当の服薬状況を医師に知らせることについて患者の同意をとり，そのうえで医師に情報提供し，処方の見直し（半量への変更など）や減量を行ってもらう。

OP 一包化調剤後の在宅での残薬と服薬アドヒアランスをチェックし，血圧，低血糖の有無，血糖値の変化を観察する（服薬管理が急激に改善することで，薬が効きすぎになっていないか）。

アセスメントのポイント

　高血圧，糖尿病，脂質異常症といった慢性疾患では薬代の一部負担が大きく，経済的に治療が困難になることがあります。残薬がある場合は，経済的な理由による可能性も念頭に置きます。

　本症例では，2002年から新規のGEが発売されるたびに品質情報を提供し，5種類の内服薬のうち変更可能な4種類がGEへの変更となりました。HbA1cは15年前は7.4％でしたが，現在は6％程度と良好な血糖コントロールを維持しており，GE変更後も有効性は保たれ，副作用もみられていません。

患者の一部負担金額は10,550円から3,360円へ1/3に減り，患者から喜ばれています。また，アドヒアランスも改善し，罹患年数が経過しても病状が進みませんでした。GEの長期使用が残薬解消でより高い有用性を発揮しました。

アプローチ

GE変更による残薬解消

GEの最大のメリットは薬剤費を軽減できることです。薬学的観点からGEを評価し，費用対効果の高いGEを選び，患者への情報提供を行うことが大切です。

薬剤費軽減効果のないGEもあるため，数量ベースを高めようとむやみにGEに切り替えると，患者にメリットがないばかりか，聞き慣れない薬剤名が増えて重複投与や処方ミス，調剤ミスにもつながりかねません。

患者の同意を得たうえで，服薬状況について医師に情報提供

GEについては，導入当初の2002年から次の5つのポイントで評価しています[1]。

①経済的効果
　➡薬価差益は考えず，年間で患者薬剤費削減効果の大きいものを選択

②品質評価
　➡溶出試験の結果，生物学的同等性試験の結果，外観の識別性，簡易懸濁法の可否，嚥下しやすさ，無包装状態の安定性，味，服用感，つまみやすさ，など

③製薬会社の情報提供体制
　➡問い合わせ時の品質に関する情報提供，副作用発現時の対応，適応症の違いなど製剤に関するホームページでの情報提供，など

④安定供給，小包装，複数規格整備の有無

⑤GEの有効性・安全性・経済性の長期使用後評価
　⇒服薬指導時の薬歴管理，使用後評価

導入当初は，品質評価に関する情報はGEメーカーからあまり提供されなかったため，入手するのに膨大な調査時間が必要でした．しかし，1997年に「後発医薬品の生物学的同等性試験ガイドライン」ができ，それ以降に承認されたGEでは，溶出試験に加えて生物学的同等性試験の実施が必須とされたため，近年のGEは品質への信頼度が増し，有効性，安全性も保証されています．

　先発品の特許が切れるまでの10数年の間で製剤技術が進歩する分，先発品にはない新剤形で口腔内の崩壊性や品質の安定性に優れたGE製剤なども登場しています．またIT化が進むなか，各GEメーカーのホームページの充実，日本ジェネリック製薬協会のデータベースの構築などが実現し，厚生労働省や医薬品医療機器総合機構（PMDA）からの情報も含め，品質比較情報だけでなく，学会や論文で発表されたGEの問題点などについても情報を容易に得られるようになっています．流通でも安定供給の体制整備が進み，GEの使用環境は整ってきています．

篠原 久仁子（フローラ薬局）

参考文献

1) 北 和也 編，篠原久仁子：実践！さよならポリファーマシー，pp303-314，じほう，2016

残薬対策ハンドブック
実際に残薬を減らした16のアプローチ

定価　本体2,400円（税別）

平成29年9月29日　発行

監　修	秋下　雅弘（あきした まさひろ）
編　著	篠原　久仁子（しのはら くにこ）
発行人	武田　正一郎
発行所	株式会社　じほう

　　　　101-8421　東京都千代田区猿楽町1-5-15（猿楽町SSビル）
　　　　電話　編集　03-3233-6361　販売　03-3233-6333
　　　　振替　00190-0-900481
　　　　＜大阪支局＞
　　　　541-0044　大阪市中央区伏見町2-1-1（三井住友銀行高麗橋ビル）
　　　　電話　06-6231-7061

©2017　　　　　　　組版　（有）ブルーインク　　印刷　音羽印刷（株）
Printed in Japan

本書の複写にかかる複製，上映，譲渡，公衆送信（送信可能化を含む）の各権利は株式会社じほうが管理の委託を受けています。

|JCOPY| ＜(社)出版者著作権管理機構　委託出版物＞
本書の無断複製は著作権法上での例外を除き禁じられています。
複製される場合は，そのつど事前に，(社)出版者著作権管理機構（電話 03-3513-6969，FAX 03-3513-6979，e-mail：info@jcopy.or.jp）の許諾を得てください。

万一落丁，乱丁の場合は，お取替えいたします。
ISBN 978-4-8407-5015-8

平成29年版 在宅医療 Q&A
服薬支援と多職種協働・連携のポイント

こんなときに使えます
これから在宅医療に関わる薬剤師の初めの一歩として

在宅医療初心者のための定番書籍 最新版

在宅医療における薬剤師の疑問に答える定番書籍で、在宅医療に踏み出そうとしている初心者にぴったりのQ&A集。
在宅訪問準備から訪問後の報告書、そして患者・服薬支援、多職種連携・体調チェック・薬のチェックなどのポイントまで、在宅医療の実務に即して解説しています。
緩和ケアの知識ではオピオイドの使い分けから麻薬の取り扱い、認知症の基礎知識ではBPSDや抗アルツハイマー4薬の使い分けなど、在宅初心者向けに必要な知識を集めています。

本書で基礎情報を確認してから、会議に臨むことができます。前準備の一環として、事前情報源に活用しています。
（薬剤師／女性）

近くの医院から突然在宅の依頼があり、購入し携帯しながら第1回目の訪問を終えました。しおりをはさみ、訪問が決まるといつも開いて練習しています。
（薬剤師／男性）

居宅療養管理指導を行うにあたり、他業種との連携やコミュニケーションに役立つ！
（薬剤師／男性）

日本薬剤師会／監
じほう／編
定価（本体2,400円＋税）
A5判／280頁／2017年8月刊
ISBN：978-4-8407-4986-2

株式会社じほう http://www.jiho.co.jp/
〒101-8421 東京都千代田区神田猿楽町1-5-15 猿楽町SSビル　TEL.03-3233-6333 FAX.0120-657-769
〒541-0044 大阪市中央区伏見町2-1-1 三井住友銀行高麗橋ビル　TEL.06-6231-7061 FAX.0120-189-015

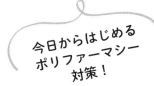

解消！ポリファーマシー 上手なくすりの減らし方

● 今井 博久、徳田 安春／編

定価（本体3,000円＋税）
A5 判／ 280 頁／ 2016 年 8 月刊／ ISBN：978-4-8407-4882-7

本書は、院内・院外を問わずポリファーマシー対策に力を入れてきた医師と薬剤師がペアを組み、実際にあった20の症例を紹介し、上手なくすりの減らし方をわかりやすく解説しています。処方せんと患者情報から医師の処方意図を考察し、薬剤を一つずつ検討、処方せんの再設計を行い医師に提案する——医師主導ではなく薬剤師から発信するポリファーマシー対策。薬局はもちろん、病院で働く薬剤師も必読の一冊です！

今日からはじめるポリファーマシー対策！

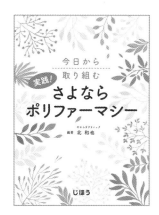

今日から取り組む 実践！さよならポリファーマシー

● 北 和也／編著

定価（本体2,700円＋税）
A5 判／ 310 頁／ 2016 年 10 月刊／ ISBN：978-4-8407-4893-3

本書は、ごく標準的な現場の薬剤師が今欲しい情報を盛り込み、現場で即戦力として使え、かつ無理なく取り組める内容で構成しています。ポリファーマシーがなぜ問題なのか、患者から何をどうやって聞き、医師にどう伝えるか、疾患ごとの減処方の知識など、幅広い内容で組み立てていますので、ポリファーマシーについて基礎から学び、今日から即実践したい方にお勧めです。

ポリファーマシーについての疑問を解消！

株式会社じほう　http://www.jiho.co.jp/

〒101-8421 東京都千代田区神田猿楽町1-5-15 猿楽町SSビル　TEL.03-3233-6333　FAX.0120-657-769
〒541-0044 大阪市中央区伏見町2-1-1 三井住友銀行高麗橋ビル　TEL.06-6231-7061　FAX.0120-189-015